智·慧·爱
Sapientiae et Cordi

U0278145

了 解 和 爱 ， 终 将 成 就 一 切 ！

I wasn't ready to say goodbye

安慰之光

失去亲人的疗愈

（美）布鲁克·诺尔　帕梅拉·布莱尔博士/著　于娟娟/译

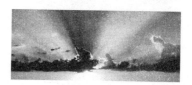

华夏出版社
HUAXIA PUBLISHING HOUSE

图书在版编目（CIP）数据

安慰之光:失去亲人的疗愈/(美)诺尔, (美)布莱尔著；于娟娟译. —北京:华夏出版社，2013.7

书名原文: I wasn't ready to say goodbye

ISBN 978-7-5080-7669-0

Ⅰ.①安… Ⅱ.①诺… ②布… ③于… Ⅲ.①精神疗法 Ⅳ.①R749.055

中国版本图书馆 CIP 数据核字(2013)第 132382 号

安慰之光

著　　者　（美）布鲁克·诺尔　帕梅拉·布莱尔
责任编辑　朱　悦
责任印制　刘　洋

出版发行　华夏出版社
经　　销　新华书店
印　　刷　三河市兴达印务有限公司
装　　订　三河市兴达印务有限公司
版　　次　2013 年 7 月北京第 1 版　2013 年 9 月北京第 1 次印刷
开　　本　670×970　1/16
印　　张　17.25
字　　数　233 千字
定　　价　39.80 元

华夏出版社　　地址:北京市东直门外香河园北里 4 号　　邮编:100028
网址:www.hxph.com.cn　　电话:(010)64663331(转)
若发现本版图书有印装质量问题，请与我社营销中心联系调换。

献给乔治，教会我怎样放手的人，
献给史蒂夫，教会我怎样再爱一次的人。

——帕梅拉·D. 布莱尔

献给"参孙"，教会我懂得，友情能够超越人类的范畴，
献给凯勒，教会我懂得，爱情和亲情能够超越尘世。

——布鲁克·诺尔

致　谢

帕梅拉·D. 布莱尔……

　　非常感谢夏洛特·托马伊诺博士、凯西·墨菲，以及 TBI 团队中的每个人。感谢加里·雷斯提卡、帕特里夏·艾伦、爱丽丝·布兰努姆、卡尔·马赫奥弗尔和威尔玛·马赫奥弗尔、德洛利斯·帕迪和克里为我带来灵感。感谢我的孩子们，艾米、伊恩和雷切尔做出的贡献。感谢我的丈夫史蒂夫：衷心感谢你对我的信任。感谢我的姐姐玛丽莲·休斯顿，她坚持支持并投入到这本书的工作中。为我带来灵感和启发的客户们，以及在我身边帮助我度过艰难时刻的所有人，深深地感谢你们，紧紧拥抱你们。布鲁克·诺尔，本书的共同作者和精神上的引路人，感谢你的洞察力和才华，自始至终坚持不懈地进行这项工作。最后，感谢所有为这本书带来帮助的认识与不认识的人们。

　　本书的第一版，从形成想法到最终出版，都是一个非常孤独的过程。我很高兴在第二版时，能够找到"资源图书"（Sourcebooks）这一富有同情心、爱心、才华、体贴的团队。你们都很棒。尤其感谢多米尼克、巴伯、彼得和托德，你们贡献的心血和时间使这段旅途成为现实。感谢我的编辑夏娜，谢谢你在整个过程中体现出的耐心、尊重、友好和智慧。你是我最好的编辑。

布鲁克·诺尔……

　　感谢萨拉·帕托，谢谢你成为我生命中的精神支柱。早在1997年是这样，现在的2007年依然如此，你的友谊永远是我生命中最宝贵的财富。感谢玛丽·安·克茨，谢谢你一直在我身边，陪伴我走过黑暗的夜晚。感谢凯勒所有的朋友们，尤其是罗布、史蒂夫、杰里米，谢谢你们陪伴着我们，成为我们家庭的一部分。感谢帕梅拉·D.布莱尔，我觉得能遇见你真的很幸运，在走过悲痛和完成这本书的整个过程中，谢谢你的指导、帮助、投入、支持与合作。

　　给我的家人：安迪，感谢你在我身边陪我一起度过的美好时光，以及不幸的时刻，感谢你在我的世界崩溃时伸出稳定的手。给萨米：10年前，当我写作第一版时，你是我的小天使，提醒我日常生活中还有着美好的事物。这些年来，你变得更像天使了，你永远是我人生中最大的快乐。还有我的母亲，感谢你的支持和爱帮助我通过考验、取得成功。你绝对是最棒的。我全心全意爱着你。

不要站在我的坟墓前哭泣，
我并不在那里，
我没有长眠。

我是吹过千年的风。
我是雪地上闪烁的钻石。

我是照耀在成熟谷物上的阳光。
我是温柔的秋雨。

当你在寂静的清晨醒来时，
我是安静盘旋的鸟儿，
迅速飞上天空。
我是夜晚闪烁的柔和星光。

不要站在我的坟墓前哭泣，
我并不在那里，
我并没有死去。

——霍皮的祷告

目 录
CONTENTS

引　言　＿9

第一部分
一个陌生的世界：悲伤的旅途

第一章　起点：作者自己的故事　＿15

帕姆的故事 \ 布鲁克的故事 \ 再一次面对突然去世

第二章　最初几周的注意事项　＿25

善待自己，就像你患了重病一样 \ 难以集中注意力 \ 找个人在身边陪你 \ 接受朋友的帮助 \ 照料孩子 \ 找人帮忙接电话、回复电子邮件 \ 请人协助处理逝者身后事 \ 不用担心联系别人 \ 让你的身体做决定 \ 宗教传统 \ 遗嘱和后事 \ 文化差异 \ 回去工作 \ 悲痛时间 \ 指南：怎样帮助悲痛的人

第三章　了解悲痛对情绪和身体的影响　＿36

筋疲力尽 \ 难以集中注意力的日子 \ 否认现实 \ 悲痛和抑郁症的区别在哪里？ \ 愤怒——一种正常的反应 \ 警惕信号 \ 悲痛并没有时间规定 \ 帕姆也有过类似的经历…… \ 身体症状 \ 突然袭来的情绪 \ 悲伤与梦 \ 如果你没有做梦 \ 如果你做梦了 \ 在悲伤的旅

途中需要牢记的重点 \ 感觉到逝者的存在 \ 如果感觉不到逝者的存在 \ 与你所爱的人沟通（如果你还没有这样做）\ 世界变得朦胧模糊 \ 离群索居的日子 \ 带来痛苦的想法 \ 冲动的生活 \ 回忆过去和强迫性的想法 \ "如果当时"的心理问题 \ 恐惧

第四章　悲痛中的迷信和误区 __ 61

误区 *1*　无论突然而至还是拖了很久，死亡就是死亡，我们的悲痛没什么不同。

误区 *2*　忙碌起来，可以减轻或消除悲伤。

误区 *3*　我肯定是疯掉了或者"失控"了。

误区 *4*　我不能沉浸于悲痛太久，一年足够了。

误区 *5*　如果我因为亲友去世的悲剧，对上帝或周围的人表现出愤怒，我就是个坏人，会为此付出代价。

误区 *6*　朋友告诉我，是时候放开过去了。其他人已经适应了新生活，我也应该做到。

误区 *7*　在规定的时间内，我必须穿黑色丧服，否则就意味着我并不怀念去世的人。

误区 *8*　依靠酒精或药物，我可以缓解自己的悲痛，感觉好一点。

误区 *9*　提到我所爱的人去世，我感觉更糟。

误区 *10*　我难道不应该尽量坚强，独自"坚持到底"？

误区 *11*　我肯定做错了什么，因为我的家人和朋友都离我而去。

误区 *12*　我感到欣慰的是，他们至少没有缠绵病榻，遭受长期的痛苦。

误区 *13*　总有一天我会拥有另一个人（配偶、子女、父母、爱人……），那个人代替我失去的这个人，使我的悲痛消失。

误区 *14*　悲痛的一个阶段结束后，我会走进下一个阶段。

误区 *15*　不断重温过去的美好时光，我会深陷痛苦中。

误区 *16*　孩子们其实并不理解死亡，不需要让他们参加葬礼或追悼会。

误区 *17*　为了纪念去世的人，我必须举办标准的守灵仪式和葬礼。

误区 *18*　我很害怕，迟早会"从亲友去世的悲痛中恢复过来"，我不想忘记他！

误区 *19* 救命，不断重放的回忆使我非常困扰，我一定是出了什么问题。

误区 *20* 这种事不可能发生在我家。

误区 *21* 我肯定不太对劲，我哭不出来。

误区 *22* 我悲痛的方式不太对，应该采取另一种做法。

误区 *23* 我应该感到内疚。

误区 *24* 我不应该感到这么愤怒。

误区 *25* 我再也不会快乐了。

误区 *26* 一段时间后，我对于这次亲友去世的悲剧就不再有什么感觉了。

误区 *27* 为了有效处理悲伤，我需要按照悲痛的五个阶段去做。

误区 *28* 悲痛的最后阶段："接受"。

界：当夫妻中的一人经历悲剧时 \ 男性风格的悲痛 \ 提供给悲痛的夫妻的指南

| 第三部分
分享我们的故事

弟姐妹的孩子的指南 \ 作为兄弟姐妹的身份 \ 排行 \ 他还是我哥哥吗？ \ 兄弟姐妹之间的冷热关系 \ 为成年的兄弟姐妹感到悲痛 \ 特丽的故事 \ 你可以做什么

第四部分
悲痛的道路

别怕，我在这里陪你

选择与尊严公益网站创办人　罗点点

虽然从心爱的人突然离世讲起，但这仍然不失为一本亲切自然的书。在我看来，它的可贵之处在于把死亡日常化，耐心地向我们宣叙：这是每一个生命必须经历的过程。

书中所有的故事都充满真实的力量，带着生命的体温和亲情的绵密悠长。当我们和故事中的主人公共同经历亲人离世后的悲伤时，我们会忘记自己是局外人，人类的同理心告诉我们，我们自己早晚也会在故事之中。

如今，当黑暗来临的时候，我们手上有了这样一本堪称是"哀伤指导手册"的书。不管你身在何处，它会在第一时间向你伸出援手，它会对你说："别怕，我在这里陪你。"它会提供一个让你哭泣的坚实肩膀。而当你真的读过，哭过，你会发觉你的人性有新的觉醒，你有了穿越悲伤的力量。

选择与尊严公益网站创办已经六年有余，我们深深体会到，中国社会中的生死教育一直比较薄弱。大家都认为这和我们民族的文化心理有关，但是社会前进经济发展的结果，一定是人们对自己生命质量，包括死亡质量的关注。尽管生死尊严、临终选择、哀伤教育等等和死亡有关的理念，还会在很长时间里面对于成见，但可以肯定的是，类似本书内容中这些来自异域的文明，不仅会提醒我们成长，还会加深我们生而为人的荣幸。

2013 年 5 月

在找不回来的日子里增加生命的重量

中国科学院心理研究所教授　龙　　迪

人长大了，渐渐懂得，每个人终有一天会死去。然而，当亲人真的突然从生命中消失，谁能轻易接受并面对这个残酷的现实？

2008 年 6 月 2 日，我受命投身 5·12 大地震灾后心理援助，踏进北川中学的临时校园。这里，一千多名师生在地震中长眠于地下，从废墟中走出的师生们劫后余生，几乎每个人脸上都写满浓得化不开的哀伤与凄凉。

震前北川，是一个依山傍水的世外桃源。北川人尽情享受着生活的乐趣，很少在活着的日子里给"死亡"留出空隙。然而，一时间，当痛失亲友几乎成为每个人的亲身经历时，寻找活下去的理由，却怎么也绕不开"死亡"的话题。

一位父亲，北川中学教师，在地震中失去 8 位亲人，其中包括上小学的儿子。夫妻俩整个生命都灌满了痛彻心扉的丧子之痛，却找不到倾诉的地方——告诉没有丧亲经历的人，对方无法理解这种感受，反而增加自己的伤痛；告诉有同样经历的人，彼此容易理解，而心底深处的哀伤伴着滂沱的泪水会喷薄而出，听者和说者都难以招架。

在哀伤的日子里，夫妻之间，亲子之间，亲友之间，说还是不说？这的确是个问题！

还有，亲人去世的消息是否让老人知道？是否让孩子到现场哀悼？一家人无边的哀伤可有尽头？怎样走出丧亲的心理阴影？何时是再生育、再婚的合适时机？怎样与新孩子、新伴侣相处？一连串从未遇过的问题时刻萦绕在人们的心头，无法回避，也无法回答。

5·12大地震五周年前夕，华夏出版社邀请我为《安慰之光：失去亲人的疗愈》这本书作序。我在仔细阅读中欣喜地发现，这本书可以为上述问题提供答案——不是提供直接的答案，而是通过呈现丰富的过来人经验，为读者探索走出哀伤的人生轨迹，提供信心、勇气、希望和智慧。在我看来，这些也恰恰印证了北川师生走过丧亲哀伤的过来人经验。

人，经受了丧亲之痛，人生轨迹从此不同，已不可能走回原点。

走出哀伤，是一个自我疗愈的过程。通常要经历一段时间后，人们才能接受现实，然后一点一滴地收回心力，重新投入生活，这会需要好几年。

不必硬性规定哀伤的时间表，也不必用励志的"大道理"劝人"尽快恢复"，因为每个人哀伤的节奏不一样。让哀伤者有足够的时间充分地消化哀伤，其实就是最快的办法。

伴随哀伤而来的忧郁，可能会为你的生命蒙上一层灰色。你可能会感到已经坠入生命的深渊，仿佛被永远击倒，甚至根本不想爬起来！巨大的悲伤像黑色浪潮袭来，仿佛没有尽头，任凭"化悲痛为力量"的豪言壮语也无法让你摆脱"行尸走肉"的状态。尽管有人陪伴，你仍然会感到孤单。你甚至会怀疑，自己是否应该活下去……

不过，伴随哀伤而生的情绪低落，也是走过哀伤的必经之路。它让你放慢脚步，有足够的心灵空间回味究竟失去了什么。把情绪低落当作生命信使，与它静静地坐在一起，听它对你说什么。当你允许自己充分体验失去亲人的痛苦时，让悲伤的泪水荡涤心灵，你会慢慢地感受到重生的力量。当低落的情绪完成任务时，便会自动离去。

终有一天，你会把被哀伤撕碎的记忆碎片重新拼接起来，把对逝者的怀念放在心中合适的地方，带着对他/她的回忆，投入新的生活，展现新的生命画卷。生命将在重生中逐渐增加重量，展现出她最动人、最美丽、最奇妙的一面。

那位北川丧子的父亲，在 5·12 大地震三周年时，开始感受到哀而不伤的内心力量。他看到，"青山绿水有他们"！他感到，自己的每一次呼吸、每一个心跳都在延续亲人的生命，都在与逝去的亲人在一起。

祝福你在阅读这本书中发现，原来，照顾自己，在重生中成长，必然增加生命的重量。这是对亲人最好的纪念！

2008 年 6 月 ~2011 年 11 月，龙迪教授任中国科学院心理研究所北川中学心理援助工作站站长，带领安心团队在北川中学提供长期心理援助，探索灾后校园集体创伤疗愈的模式。

走过哀伤的心灵旅程

北京大学学生心理健康教育与咨询中心副主任　徐凯文博士

在我的书架上有一本特殊的书，说它特殊是因为书里面有一个特殊的纪念物，那是多年前一个 6 岁小女孩留下的。有一天他父亲开车接她放学回家时，突然遭遇车祸，坐在驾驶座上的父亲当时就去世了。后座上的小女孩目睹了这一切。

当小女孩来到我的诊室时，我先和她母亲谈以了解女孩的情况。女孩的母亲提到，事情发生后孩子并没有特别异常的表现。见过母亲后，我把小姑娘请进了诊室，她看上去平静而活泼，甚至主动和我谈起车祸的经过，谈起以前爸爸和她一起玩的情景。然后，她问我，叔叔，你知道我刚才在干嘛吗，我在折纸呢。说罢，她拿出一只精心折好的千纸鹤，确切地说是一家千纸鹤。一只大鹤，两只小鹤，大鹤用红色的彩笔涂满了全身，小鹤有些羞涩地藏在大鹤的翅膀里。

小女孩告诉我，大鹤是爸爸，两个小鹤是妈妈和她。爸爸飞到天上去了，小鹤长大了，以后也要去大鹤那里的，那时他们又可以见面了。

最后，小女孩问，叔叔，我可以把千纸鹤送给你吗。

我明白，这个小女孩是在用她的方式，想要把哀伤留下来。

当丧失突如其来时，人们总是难以接受，想要漠视、回避甚至否认已经发生的一切。一位老太太，她的女儿突然急病死亡，当家人告诉她女儿的死讯时，老太太像是没听见一样，第二天还是像往常一样给女儿做饭、送饭。

人们漠视、回避甚至否认丧失，是因为丧失是如此突然，伤痛是如此剧烈。当你丧失的是你生命的一部分，也许是过去岁月中最重要的一部分，你又怎能不试图回避和躲闪，希望一切只是幻觉，甚至幻想发生某种奇迹，期待有一天我们所失去的会突然回来，就像一切从没有发生，或者这一切只是一个玩笑或者噩梦。回避让我们有机会喘息，有机会舔伤，有机会从已经倒塌的世界里站起来——如果回避持续的时间不那么长的话。

回避是因为人们想要保有爱。

只是哀伤无法开始，就无法结束，深深压抑的情感会伤害我们的身体，搅乱我们的情绪，使得新的生活无法开始。

一位女士，丈夫遭遇车祸突然离去，她连夜以最快的速度处理完后事，然后和她的儿子辞去工作，放弃家乡的一切，离开去外地打拼。此后十年的时间，丈夫的一切成为家庭的禁忌，不能提及名字，相片、遗物都封存起来，母子俩人从不回家乡，而那位女士也从不考虑再婚，尽管心疼她的儿子一再请求。不是不思念，更不是绝情，而恰恰是因为，哀思成灾，难以承受。在咨询中，每当要提起这些时，她的目光都必须凝视向空中，好像在诉说别人的故事。她说，我拼命地工作，便不再想念。

现代社会是如此高速地运转，虽然我们的生命在延长，但我们却越来越没有时间去充分体验和表达丧失之后的哀伤，我们在最短的时间里把丧事办好，便重新回到不能停顿的社会巨轮中。那哀伤的感觉不得不被放置在一旁，一旦忙碌过后，被压抑的情绪会重新涌现。哀伤夹杂着愤怒和内疚成为不断延续的、慢性的、无法结束的情绪。

面对压力和痛苦，我们总能够坚强吗？坚强的壳，是否让我们过快淹没自己的情绪，让我们压抑应有的感受？是否让我们放弃示弱，不敢不愿不能求助？

坚强使得我们无法正视和面对自己真实的情感，坚强使得我们无法面对自己身体和心理的极限，坚强使得我们无法停下来休息一下疲惫的身躯，舔一舔依旧淌着血的伤口。

与坚强相比，我们也渴望温暖与呵护，需要休息和娱乐，面对恐惧和压力时想要逃走更是人与生俱来的本性。我们允许自己哀伤，这是我们和逝去的人依旧联结在一起的方式；我们允许自己不完美，因为不完美原本就是我们和这个世界的真相；我们允许自己休息，因为休息后焕然一新的我们才能风雨兼程，走到最后。

认识自己的身心限制，接受自己的不总完美，允许自己不够坚强的哀伤，才能使得我们真正做到坚强。

我有一个来访者是个老先生，最近遭遇了很多压力和挫折，感到难以应对，来寻求帮助。我和他一起讨论他过去的哪些经历和体验可以帮助他应对目前的危机。他想了一下，首先想起的，是他已经去世多年的母亲的事情。大约 40 年前，当时这位老先生还是一名年轻的教师，有一次需要参加一项重要的选拔，他很没有信心，便去向母亲寻求帮助。母亲当时并没有说很多建议，而是慈爱而又坚定地看着他，对他说，儿子，我知道你一定行的。

40 年前，母亲的肯定让他一时间充满力量和信心，结果成功地通过了选拔考试。40 年后，当我们仔细回顾起这段经历时，老先生依然受到莫大鼓舞，一下子，此前的焦虑、不安、沮丧一扫而空。

也许，我们会失去那个具体肉身的人，但她/他曾经给予我们的温暖和爱，会一直陪伴着我们。有一天，当我们也要离开这个世界的时候，也许没有什么有形的东西是可以带走的，我们能带走的是满满的一生经历的爱的感受，那便是幸福。

因为丧失，所以哀伤；因为哀伤，我们体验苦痛，我们回避，我们经历幻灭；也因为哀伤，我们长大，因为哀伤，我们知道，爱我和我爱的人，从未远离。我很好，你放心。

2013 年初夏
于北大畅春园
@凯文安全感

引 言

　　每年，大约有 800 万美国人承受着家人去世的痛苦。无论是地位显赫的名人还是平凡家庭，人们因为失去亲友而悲痛不已，凄苦哀伤。人们藏在紧闭的大门后面，独自咀嚼痛苦；他们徘徊在重症监护室外的走廊上，坐在又冷又硬的椅子上，仿佛失去了生命的支柱，茫然失措；他们在旅馆房间里焦急地等待，不知何时能找到尸骨；一个意外电话，噩耗传来，他们感觉整个心都被撕碎。他们顽强面对意料之外的死亡、骤然而至的结局、突如其来的悲剧。他们还完全没有准备好说再见。

　　从生下来第一次呼吸开始，我们就进入了生命的循环周期，我们信任着世间的一切。作为婴儿，我们相信父母会好好照料我们。儿童时期，我们相信身边的人都心存善意。我们所接受的教育一直告诉我们，善待他人，别人也会善待自己。我们很快成长为青少年，仍然相信因果报应。别人告诉我们，只要饮食营养均衡，好好照顾自己，就能长年保持身体健康。我们长大成人，继续相信着这个基本的生命循环周期。我们相信，太阳每天早晨升起晚上落下，我们的孩子会活得比我们更久；我们相信，还有很长时间慢慢珍惜我们所爱的人。

　　然后，在一秒钟之内，一切都改变了，我们所爱的人突然传来死讯，我们终于发现这是个变化无常的世界。井然有序的世界瞬间彻底坍塌了，生命的循环周期不复存在。我们仿佛骤然被抛入深渊，两手空空，毫无准备，没有时间去整理这段旅途中需要的东西，没有时间完成只做了一半的事情，没有时间说再见。

　　我们的身体是由基因、细胞、皮肤和骨骼构成，我们的感情包括了思想、感觉、记忆，我们接触到的人、感动了我们的人。我们所爱的人与世长辞，给我们留下血淋淋的伤口。某种意义上，我们已经完全改变。我们曾经坚信不疑的循环周期已经彻底瓦解，我们正在昨日世界的废墟上徘徊。

悲痛来临之后，你看着镜子，几乎认不出镜子中那双眼睛。虽然太阳照样升起、落下，但一切都全然不同，整个世界似乎失真了。悲痛会在我们周围投下深远的阴影。

《安慰之光》第一版出版时〔2000 年由冠军（Champion）出版社公司出版〕，表达悲痛的词汇还十分有限。社会上一般都鼓励我们"继续前进"、"恢复正常"，或者压抑我们的悲伤。一年后，美国遭遇了一次令人难以想象的恐怖袭击，带走了成千上万的生命。政界人物向全国发表演说，鼓励美国人努力"恢复正常"。

但突然面对死亡后，所谓"正常"已不复存在。我们需要把悲痛发泄出来，才能重新开始生活。这些政界人物的话的确也是出于好意。当今社会中，大部分人并不知道要怎样面对亲友突然去世、怎样处理自己的悲痛。当我们突然听到死神的敲门声时才发现，世间一切指南和准备事项，都是远远不够的。除非亲自体会过悲痛的心情，没有人能够真正理解个中感觉。

根据凯尔在《死亡社会学：死亡对个人产生的影响》中的说法，亲友去世带来的悲痛，是人类最深刻的感情，也是最致命的。在持续 3 年期间，他们的生活会受到很大影响。根据美国国家科学院的数据，美国国民中，每年约有 80 万人丧偶，其中多达 16 万人的悲伤已经到了病理性的程度。每年，有超过 3.2 万名美国公民自杀放弃生命，各种意外事故造成超过 11 万人死亡。死因的列表越来越长。

我们原本信任的基础已经坍塌，把我们滞留在废墟之中。没有人告诉我们应该怎么办，除了悲伤我们看不见任何东西。社会只是急切地盼着我们快点重振精神、恢复"正常"，没有时间等待我们慢慢痛苦。例如，大约 85% 的妻子要比她们的丈夫活得长。杰里米·里夫金在《时间战争》一书中写道，1927 年，一位寡妇的正式哀悼期为 3 年。23 年后，这段时期已经缩短到 6 个月。1972 年，有人建议逝者家属"在葬礼后一个星期左右，试着进行正常的社交活动"。我们不得不限制悲痛的时间。

不曾切身体会过这种事情的人，根本无法理解，亲友去世会带来怎样一种挑战。

突然失去孩子、配偶、兄弟姐妹或朋友的人们，如果你问他们，能否应付得了这件事，他们肯定告诉你"不能"，甚至是"快要疯掉了"。他们有太多太多油然而生的疑问、混乱和无助。完全想象不出自己怎样做才能勇敢地面对事实，走出悲伤的旅途。然而，恰恰是这些人，他们终究还是正视了不幸，走出悲痛，恢复信心，重建了自己的生活。

本书讲述了我们的故事，以及过去几十年来其他一些人的故事——人们靠着勇气和彼此支撑重新振作起来的故事。通过这些故事，我们也对自己有了新的认识。我们不再与世隔绝，有很多人和我们一起行走在艰难的痊愈道路上。

在本书的最新版本中，我们为你带来新的故事、智慧和资料。我们真希望当年我们走在悲伤的旅途上时，能够拥有这些经验。这不仅仅是一本关于死亡的书，也是一本关于开始的书，失去所爱的人之后的重新开始。我们要学习怎样鼓起婴儿学步的勇气，走路和说话，怎样不再深陷噩梦，恢复信心，在缅怀过去的同时创造新生活，并以不同的方式来看待生活。我们比谁都更了解每分钟的价值，比谁都更了解，今天就把想说的话说出来，是多么重要。

我们希望这本书能够帮助你保持头脑清醒，在突然面对亲友去世时，帮助你在感情的迷宫中找到方向。心理分析师和哲学家卡尔·荣格写道："当你撞上墙壁时，就像一棵树一样深深扎根，直到你能够从更深的地方清晰地看透墙壁，真正成长。"

布鲁克·诺尔

帕梅拉·D.布莱尔博士

2007 年 9 月 11 日

Part I

第一部分

一个陌生的世界：悲伤的旅途

当我们突然面对亲友去世时会发现，自己身处一个陌生的世界。在第一部分中，让我们先了解一下这个讨厌的地方，提出一些建议，帮助你找到方向、走出黑暗。翻开这本书时，如果你所爱的人刚刚去世几天或几周，而且你还有精力的话，请先阅读第二章《最初几周的注意事项》。等你准备好了以后，再继续阅读本书的其他部分。

第三章针对悲痛对情绪和身体产生的影响，提出了一些注意事项。在这个陌生的世界里，我们会发现自己变得健忘、心烦意乱、筋疲力尽，"快要疯掉了"。这一章将帮助你了解，面对亲友去世时，我们会产生的各种不同反应。

第四章探讨了人们对于悲痛产生的许多迷信和误解。多年来，我们收到无数读者来信，他们都发现，打破这些迷信，能够使混乱的情绪变得平静。

在这部分中，你也会读到我们自己的故事。与大家分享这些故事，是因为我们相信，只有切身体会过突然失去亲友的人们，才能为彼此带来真正的理解、同情，以及希望。我们希望，在你生活中最黑暗的时刻，能够分享我们的故事，帮助你重树信心，继续活下去，生活还将继续前行。

1 One

起点：作者自己的故事

"我们称为开始的，往往就是结束。
宣告结束也即着手开始。
终点正是我们出发的地方。"

—— T. S. 艾略特

帕姆的故事

我相信，无论我们承受着多大痛苦，在我们内心，始终存在着比痛苦更强大的东西。正是靠着这种东西，人们即使经历了最凄惨的悲剧，心情沉重、沮丧悲伤，感到自己被抛弃，却不放弃生活的其余部分，仍然能活下去，并讲述出他们的故事。如果你遇见过在逆境中依然保持尊严的人，你会在他们的眼睛里看到这种东西。这是一种顽强，你也可以把它称为上帝、灵魂、人类的精神。

我至今仍记得那天早晨的所有事情，所有栩栩如生、超现实主义的细节。当我醒来，空气中弥漫着冲泡现磨咖啡的香味。我还不想离开温暖的卧床和软软的羽绒枕头，打算再赖床一两分钟，电话铃声恰在这时响起。我在扰人的噪音中抓起听筒，却只听到喘气的声音。"又是讨厌的恶作剧。"我想。少顷，利安娜哽咽地说："帕姆，乔治昏迷了……（长时间的停顿）……他可能是脑溢血。"我感觉空气凝滞了，努力深呼吸几下，总算能开口说话，我问乔治的妹妹："利安娜，你在哪里？这是什么意思？我昨天下午刚见过乔治。他看起来很健康！"

她抽抽噎噎地哭着，声音很微弱："你和伊恩得过来……到医院来。你最好现在把伊恩带过来。"想到伊恩，我努力保持理智，伊恩是我和乔治 12 岁的儿子，他正准备一路冲下楼梯去上学。我还得给他准备要带的午餐。我心想，利安娜为什么要用这事来烦我？我敢肯定，没什么大不了的。不管怎么说，乔治那么年轻，那么健康（也那么英俊）。像他这样的人怎么可能昏迷。我认识的人怎么可能昏迷。

"利安娜，为什么我们不能等等看呢？他很可能会醒过来。而且，伊恩正准备去上学，他今天要考试。过几分钟，等你了解到更多情况，再打电话告诉我？我晚点带他去医院。也许情况并不那么糟……"她以一种直白、沉着、近乎冷酷的语调，打断了我的絮絮叨叨："就现在，你必须赶快过来。情况真的非常糟，他的大脑出血很严重，可能活不了多久了。"

大脑出血。我艰难地坐下来。我听到了什么？乔治，我爱过的丈夫，我孩子的父亲，即使我们离婚后，他仍然是亲密的朋友和充满爱心的父亲，他要离开这个世界？怎么可能。是夸大病情了吧，利安娜一定是夸大其词了。毕竟乔治对我、儿子伊恩和继女艾米来说有多重要，对利安娜来说，就同样有多重要。

"好的，利安娜，我会请一天假，带伊恩去医院。你在哪里？"

"急诊室。我在这里等你。"声音小得几乎听不到。

我感到四肢麻木，面庞僵硬，不知道自己还能不能开口说话。与我结婚 7 年的现任丈夫史蒂夫，已经到城里上班去了，只有我还在家里。我只能硬着头皮把这件事告诉伊恩。我不得不告诉伊恩，他的爸爸，最喜欢和他一起共度周末的爸爸，总是到现场看他的棒球和空手道比赛的爸爸，很可能会脑死亡。我还得把这件事告诉女儿艾米。我心里有一部分在想，如果我能见到乔治，大声告诉他，他的儿子是多么需要他，他就不会滑进死亡的黑暗深渊。我会朝着他尖叫，使劲把他拉回我们身边。

我总算控制住自己麻木的腿，一步步挪动。在楼梯下喊："伊恩，到我的卧室来。有件事告诉你。"我不停地告诫自己，保持冷静……理智地思考……不要吓坏孩子。

怎样才能形容那种奇怪的恍惚状态呢？生活仿佛凝固下来，周围的一切都变得琐碎、微不足道。就好像，我身处的这座房子已经消失了，所有家具不复存在，不再有咖啡的香味，不再有猫咪蹭着我的腿以吸引我的注意，不再有日历上约会的记号……此刻，我眼前唯一尚存的，只有小儿子那双圆圆的棕色眼睛紧盯着我。

我把自己知道的那一点消息告诉了伊恩。他坐在整齐的床边大哭起来，呜咽着一遍又一遍问："怎么会发生这种事？他究竟出了什么事？"他嗓子嘶哑，声音时高时低，12 岁男孩的声音有时候就是这样。我安慰着他，这时候我也只能这样做，尽量安慰我儿子。可是，没有人来安慰我。

我叫上女儿艾米跟我们一起去。艾米是乔治的继女，正怀着第一个孩子，已经 9 个月了。我们出发去医院，一路上默不作声。伊恩望着车窗外，他肯定是在想，为什么那些开车超过我们的人，都显得那么正常？乔治正处于临终时刻，或者已经去世，他们怎么还能若无其事地去上班？我们遭遇的悲剧对他们完全没有影响。我觉得自己好像走进了别人的电影，感觉周围的一切完全不现实。

人非草木孰能无情。从婴儿的第一声啼哭，到临终者最后扫向亲友的目光，我们对于周围世界的反应，总是充满了感情色彩。这个世界无论是友好还是可怕，是美丽还是丑陋，是令人愉快还是难以相处，都会影响我们对待他人的感情方式，也切实影响着我们所做的一切事情。我们有感情，仅仅是由于环境条件或遗传因素吗？我觉得并非如此，虽然这两方面也许最重要。同一个家庭中的不同成员，在同样情形下，会产生完全不同的反应。我们的情绪是由经历引起的有意识反应，这是自然发生的，或多或少展现了我们的性格特点。

那天，我仿佛完全没有情绪和感情，整个人只是由皮肤、骨骼、大脑和血管构成，行尸走肉一般。僵硬的面庞上，嘴唇慢慢蠕动，胳膊和腿陌生到不像是自己的。我心里重复着，这太疯狂，这不可能。乔治的母亲和妹妹在急诊室等着我们。我们表面上都和前一周一模一样，只是现在看起来都像机器人一样僵硬。我们坐立不安，来回踱步。房间里除了硬质塑料椅子，就只有一台悬挂在天花板上的电视机。我无法直视乔治的母亲，不忍心去看她柔和的圆脸和花白的头发。这位温柔的女士已经62岁了，她有着一双和善的乔治一样的蓝眼睛。我看着她，仿佛能看穿她的痛苦。早年，医生曾告诉她说，她很可能永远不会生孩子。对她来说，乔治是一个奇迹，是一份来自上帝的礼物——那是她的独子。我完全感受到她的痛苦。

对我来说，感情在某种意义上是"实体"，每个生命体周围，都围绕着这种明亮的感情氛围。每一次，当我们体会到一种感情时，无论轻微还是强大，感情的磁场就会释放出能量，具有独特的振动方式和色彩——这就是某一种感情留下的"足迹"。我能够"看见"房间里的感情。

乔治已经脑死亡了。医生说，他脑子里有个很大的动脉瘤。但他看起来好像在睡觉——机器使他的肺仍然保持呼吸，胸口一起一伏，心脏仍在跳动，脸上甚至泛出健康的红润。我鼓励伊恩握住他的手，和他说再见。伊恩很勇敢，做到了。他哭着说："再见，爸爸，我爱你。"艾米也和他告了别。仅仅一周前，乔治刚去过她的新公寓做客，把手放在她的肚子上摸摸快要满月的胎儿，恭喜她快成妈妈了。

乔治的妻子建议我和他独处一会儿。我相信，即使是昏迷的人也能听见我说的话。于是我对他说："谢谢你，为了我们的儿子，也为了你对艾米的爱。谢谢你，和我一起度过的那段时间。"我认定他确实听到了我的话，即使耳朵听不到，他的灵魂也会听到。我希望他能成为我们儿子生命中的天使——保佑他一生。医护人员开始关闭维持生命的机器，家人们环绕在病床四周，手牵着手，开始祈祷。

我之所以会讲出自己的故事，是因为我相信，这样的故事能够带来痊愈的能量。作为一位治疗师和讨论会组长，我发现，帮助别人讲出他们自己的故事很有益处。我听到的各种各样亲友去世的故事，就像指纹一样略有不同。然后，就像我最近组织的一次讨论会，当我们聚在一起时，互相联系、彼此分担，就能够带来直接而深远的影响。在失去亲友之后悲伤的旅途中，无论我们已经走到哪个阶段，只要把这一切讲述出来，了解彼此的痛苦，我们就能够互相支持。对于我们精神上和感情上的痊愈来说，群体感和认同感非常重要。

佛教人类学家和深度心理学家琼·哈利法克斯，在她的著作《有益的黑暗》中，深入思考了集体与个人的故事："故事是我们的保护者，就像我们的免疫系统一样，孤独感会使人衰弱，而故事能够抵御这种负面影响……故事是文化与天性之间、自我与他人之间、生命与死亡之间的联系，故事将不同的世界联结在一起，鼓舞我们的灵魂重新恢复生机与活力。"

亨利·卢云神父在他的经典著作《从幻想到祈祷》中写道，虽然我们自己的故事"也许很难讲出口，充满了失望和挫折、歧途和停滞……但这就是我们唯一的故事，如果我们不能承认过去、接受过去，或者对过去仍然充满误解，我们就无法拥有未来的希望"。

当你努力寻找道路，穿越痛苦的河流与悲伤的森林时，希望本书中的故事和知识，有助于你不再孤独。希望在这段非常艰难的时期中，我们多少能够成为你的支持，帮助你保持头脑清醒。

布鲁克的故事

10月的某一天，永远改变了我对生活的感悟和对死亡的看法。

那一天，我失去了兄弟，他不只是我的兄弟，从各种方面来说，也是我的父亲、朋友，我生命中不可或缺的人。

美国威斯康星州 10 月的那天出奇温暖。温度计显示将近 21 摄氏度。这么好的天气当然不该闷在家里。我和丈夫决定带着女儿到马尼托瓦克镇去玩。那里有一座航海博物馆，主要特色是一艘潜艇，还可以四处观光。我们以前没去过那儿。我们的家位于密尔沃基市郊区，向北距离那里大约一个小时的行程。那天下午我们在镇街上的商店里，给两岁半的女儿萨曼莎买了一顶蓝色帽子，上面写着"美国海军海鲕号潜艇"。女儿戴着帽子摆出各种姿态，幸福的笑容洋溢在脸上。

当晚大约 5 点我们离开了马尼托瓦克镇回家。我的好朋友莎拉刚好到密尔沃基市来，我们打算 6 点共进晚餐。之前我们说好，她选好餐厅后给我电话留言，我再去餐厅找她。

6 点刚过，我们到家了。邻居凯文和玛丽安正在外面烧烤。我停下车来打了个招呼，让萨曼莎炫耀一下她的新帽子。然后表示歉意匆匆往家赶。

电话上的红色数字显示有 4 条新留言。我按下播放键。第一条是我妈妈打来的。只有简单的一句话："布鲁克，马上给我打电话。"第二条是萨拉的，她告诉我餐厅的名字。第三条又是妈妈，这一次我几乎听不出她的声音，她语调沉重、声音嘶哑："布鲁克，你必须马上给我打电话。出了可怕的事故。"我立即拨通妈妈的电话。

我母亲和兄弟仍然住在我出生长大的地方。那是一个叫马尼托什水域的度假小镇，在密尔沃基市北边，距离我家 5 小时路程。镇的北部森林被称为"神之领域"，是滑雪、享受森林和湖泊美景的好去处，四季各有不同的乐趣。虽然去度假要花费不少，但那里本地人的生活和工作十分充实快乐。

电话铃刚响了一声，妈妈就接了电话。直到今天，我仍然能听到我们当时的声音，仍然能看到自己站在客卧的拱门下。"妈妈，是我。发生了什么事？"我疑惑地问，对于电话中传来的 4 个字，毫无准备。

"凯勒死了。"

我当即膝盖发软，喊了声"不"，就瘫倒在地板上，心里充满了疑问和难以置信。我问怎么可能，但没有听到回答。我爬上客卧的床，电话放在耳边，身体蜷缩成小小一团。女儿从后面走过来，轻轻拍拍我的背。"没事的，妈妈。"小女儿天真地说："没事的，妈妈。"我丈夫安迪把萨曼莎从房间里抱开，我只是喃喃地重复着妈妈所说的4个字：凯勒死了。

妈妈还在电话的另一端边说边哭泣，但我根本听不懂她在说什么。我只记得一句话："布鲁克，安迪在那边吗？你得挂掉电话，让安迪再给我打来。"我放下电话，仍然蜷缩在床上，拼命地想逃离这可怕的事实，甚至突然产生了幽闭恐惧症。我站起来，走进客厅。女儿和安迪从房子里跑了出去。那之后的事情已经模糊不清了，全靠别人告诉我，我才渐渐拼凑出自己当时都做了些什么。

我走进邻居的厨房，告诉邻居玛丽安这个消息，她赶快把我揽进怀里，带到外面，紧紧抱住我。站在木台阶上，我盯着下面的水泥地面。她低声说："你太震惊了。试着深呼吸，不要说话。"我记得自己的双手和身体剧烈颤抖着。"看看我的手，"我低声说，"这是怎么了？"我看着它们不断颤动，完全不受意识控制。她的话仿佛从遥远的另一个世界飘来，安慰我镇静下来。

玛丽安的丈夫凯文，到我家把萨曼莎带过来，和他们一家共进晚餐。之后，玛丽安把我送回家交给安迪，他们一起打电话给我妈妈。

我们终于知道发生了什么。凯勒带着他忠实的巧克力色拉布拉多猎犬萨姆森，和三位朋友一起到沼泽猎鸭。他们划了20分钟船，来到一个公认最适合狩猎的地点。空中飞过一群大雁，凯勒抬头望时，一只黄蜂蜇了他的眉毛。几分钟之内，凯勒就不省人事。他的朋友们一边给他做心肺复苏术，一边拼命把船划回岸边。忠实的拉布拉多猎犬不适应坐船，游泳横渡沼泽，不愿离开它的主人。朋友们强行打开他的卡车门，用他的手机打电话给急救人员。当地急救人员迅速赶来，之后又由40公里外的医院派出一个专门医疗小组接手。

虽然朋友们、急救人员和医生都尽了最大努力，但肾上腺素和任何其他药物在凯勒身上都没有起效。人们告诉我母亲，蜂蜇使凯勒产生严重的过敏性休克，最终导致了致命的后果。凯勒以前也被蜜蜂蜇过，但只有一点轻微反应。我们完全不知道他对蜂蜇过敏，恐怕连他自己都不知道。

我兄弟是个身强力壮、活力十足的年轻人。他白手起家，成功创办了一家印刷厂。他是赤脚滑水的美国全国冠军，作为运动员正处于全盛时期。而这一天，我们得知，这个27岁的英俊青年，这个体重90公斤的人，会被一只2厘米长的黄蜂夺去生命。直到现在我们都想不通。我们也许永远无法解释这件事，但我们每个人都必须以自己的方式努力应对。继续生活下去，是对这个最出色的男人，这个在我们生活中留下深深痕迹的人，最好的致敬。

凯勒死后，我希望有人能握着我的手，理解我的感受。我不打算去参加互相支持的团体，我只想蜷缩在床上，把自己藏在世界看不到的地方，我希望有谁能让我相信，总有一天，一切都恢复正常。我在书店里浏览，希望能找到想读的东西，但我发现只有极少的书籍涉及突然失去亲友的内容。而其他的书并不完全理解，面对死亡是怎样一种特殊的挑战。最后，我放弃了寻找这样的书。

随着时间的流逝，我越来越了解自己曾经承受过什么，而又必须承受什么才能在生活中继续前行。我和不少人谈过——有些人的亲友刚刚失去没多久，有些人经历的悲剧已经过去几年，人们都在寻求指引，那也正是我曾经不断寻找的东西。我始终记得这些人，因此决定写下这本书，这样一本我当初一直希望看到的书。以前我撰写《单亲父母策略》的书时，认识了合著者帕姆。虽然我们俩相隔3000公里以上，但我们几乎立即就亲密无间。当我决定动手写这本书时，迫不及待地给她打电话，问她愿不愿意与我合写。一定是命运之手推动我打了这个电话，因为在当时，我甚至不知道她也曾经历突然失去亲人。

我们无法提供提纲，使你迅速复原，列出从悲痛中恢复过来的整个过程，并划分成一个个简洁精确的步骤或阶段。我们无法向你承诺 6 个月后的世界一切恢复正常。我们可以保证的是，我们将竭尽所能向你伸出手，让你在悲伤的旅途中可以紧紧握住这只手，这本书中的文字，将引领你走出这个陌生的迷宫。

再一次面对突然去世

布鲁克的故事……2005 年 2 月

那是星期天早晨，和平时没什么不同。美国威斯康星州寒气凛冽，我和丈夫、女儿一起待在温暖舒适的家里享受亲情，电话铃声打断了我们。听起来，电话铃声与往常没有什么不同，但此刻铃声在走廊里回荡，却像是不祥的预兆。我 61 岁的父亲，到特立尼达和多巴哥共和国的特立尼达岛旅游时，被送进医院。医生诊断他患有晚期结肠癌。病情一直不稳定，我无法带回他美国，短短 3 周后，他就去世了。

虽然现在我已经很熟悉悲痛的心情，但当时我面对的，仍然是陌生的道路。

我发现自己不仅仅为父亲过世感到悲痛，也为我的兄弟感到悲痛，甚至要比当初更加痛苦。

怀抱着新与旧的悲痛，我在迷宫中艰难跋涉，沿途学到的教训，永远铭记在心。我会与你分享这些内容，希望在你的旅途中，能够为你带来些许安慰。

我学到了，有时候唯一需要知道的，就是"不知道"。

我学到了，有时候最好忘记一切，去睡 10 个或 20 个小时。

我学到了，我还远远不够了解自己。

我学到了，我们经常在外界寻找答案，但答案只能在我们内心中找到。

我学到了，我可以责备世间的一切，把自己压得喘不过气来。但只有当我不再问"为什么是我"而是开始问"我该怎么办"，才能真正应对得了这件事。

我学到了，没有什么比现在更宝贵，即使这个"现在"看起来似乎毫无价值。

我学到了，我无法通过明天来弥补今天，明天生活或工作得"更努力"、"做得更多"、"变得更健康"或者"更充分地利用时间"，但对今天来说毫无意义。

我学到了，我永远不可能知道明天会发生什么，但每一天结束，这天会有什么收获取决于我自己。

我重新学到了，每时每刻的价值。

2

Two

最初几周的注意事项

"人们帮我回复电话，
人们帮我做饭，
人们尽量理解我。
当我无法照料自己的时候，
我最亲爱的朋友们关心照料我。"

——温迪·费尔雷森

在这一刻，任何话语都没有用。我们不知道说些什么才能使你平静下来，但我们很想帮助你。我们会尽一切努力，帮助你以自己的方式走过这段时间，帮助你逐渐克服完全控制了你内心的阴霾、混乱和痛苦。在最初几周，不要去考虑自己应该做些什么、应该去哪里、未来会怎样。现在，你只需按照本章的指南去做，照料好自己。以后你有的是时间应对、理解、处理这一切。

善待自己，就像你患了重病一样

你所经历的，是人世间最为伤心痛苦的事情。你变得脆弱、疲惫、虚弱无力，身心都面临着挑战。在这几周内，当务之急是要注意自己的身体情况，并关注那些需要你照料的人。

第一周前后，你可能会感到震惊、不知所措，也可能感到麻木，或者歇斯底里。你会关闭自己的情绪系统，把亲友去世带来的强烈冲击，临时性地和自己隔开。表面上看，你行动如常，似乎应付得还不错。

芭芭拉·D. 罗索夫在她的著作《最糟糕的悲剧》中写道："处于震惊中，你可能无法移动身体，说话毫无条理，甚至完全无法思考。震惊也会导致激烈的反应：尖叫，从房间里跑开，殴打带来坏消息的人。所有这些行为，都是当你应付不了现实时，想要阻止或者远离现实的方法。以后回顾时，你会觉得这些行为离奇怪诞，完全不像自己的性格。要知道，当时你的整个世界轰然破裂，你正自由落体。你的首要任务，就是想办法让自己不再下落。"葬礼结束后，亲戚朋友都回家了，震惊的感觉渐渐弱化。在你震惊时，一定不要做任何对你生活具有重大或长远影响的决定（例如：卖掉房子、把逝者的财物赠送给别人等）。

难以集中注意力

在最初几周，你心乱如麻，充满混乱的想法和陌生的情绪，连最简单的事情都做不好。丢失钥匙、开车时忘记自己在哪里、反应迟钝，这些都很常见。你处理的一切事情，无论精神上还是身体上，都可能出现难以集中注意力的问题。要谨慎小心，尽量避免驾车等活动，因为注意力不集中可能会造成伤害。

找个人在身边陪你

可能的话，让一位亲密的朋友陪你度过最初一两周。让他帮助你做决定，倾听你的恐惧或疑虑，为你提供可以依靠的肩膀。让他们也读一读这本书。之后，当你一步步走过悲伤的旅途时，有人在旁边陪着你，完全理解你的倾诉，将会大有裨益。

接受朋友的帮助

失去亲友后的最初几周，我们感到筋疲力尽，甚至没有力气寻求帮助。我们在本章最后给出了一页材料，你可以自由复印，交给你最亲近的圈子里的亲戚朋友。也许你并不情愿，但还是请你这样做。即使我们觉得现在并不需要别人的帮助，但其实我们是需要的。布鲁克讲述了她关于友情的故事……

"我刚刚失去兄弟的时候，朋友萨拉成为我的精神支柱。那天晚上她一听说这件事，就立即赶过来（尽管我告诉她，她来了也帮不上什么忙）。她坐在我旁边。后来又上楼去，帮我准备下周需要用的东西。当我需要拥抱时，她会紧紧拥抱我，而当我想一个人待着时，她就到另一个房间去。直到今天，一想到当时她带来的温暖，我仍然会热泪盈眶。我从前不知道，人们能够为朋友带来这么多爱和关怀。"

如果你也像布鲁克一样，被太沉重的悲痛压得无力寻求帮助，那就把这本书交给你的朋友，他们读过这几页就会明白，你需要的是什么，怎样为你提供支持。朋友们很希望能帮到你，但他们往往不知道应该怎样做。握住朋友的手，你会觉得悲伤不再那么难以忍受。向朋友们伸出你的手吧。

那么，周围的人可以提供怎样的帮助，以下部分做出了很好的总结。

"我会和你一起哭泣，"
她低声说，
"直到我们把眼泪流尽。
如果悲伤会永远持续，

那我们就永远一起哭泣。"

就是这样，一个简单的承诺，

我们彼此相连。

在悲伤和希望之间，

爱的连接，

我们会分离，

我们会再次重聚。

——莫莉·富米亚的《走过悲伤》

"我需要：一个强大沉稳的人，通晓人心，能够了解我内心深处的悲伤，足够强大，能够倾听我的痛苦而不会逃离。

我需要：一个相信太阳会再次升起的人，但同时也是不害怕我所处黑暗世界的人。一个能够为我指出路途障碍的人，但不要把我当成小孩子背着我走。一个能够站在雷雨中看着闪电，仍然相信彩虹必将出现的人。"

——乔·马奥尼神父《关注警察遗属通讯》

照料孩子

如果你有孩子，联系亲戚朋友来帮忙照顾他们。考虑一下要不要请人和你住在一起，专门照料你的孩子，因为有些孩子会感到孤独，有可能加深他们的精神创伤。本书第九章中，会详细写到儿童和悲痛的问题。帮助和照料他人是人类的天性，但在这种艰难时刻，我们甚至没有足够精力照料自己。最合适的做法还是先集中精神面对自己的悲痛。

找人帮忙接电话、回复电子邮件

如果去世的人是你的直系亲属，你会收到很多电话、邮件和来访者。大多数电话并不需要家庭成员直接应答，人们打电话来只是想表达哀悼。请一位朋友负责接待来访、收邮件、应门、接电话，在记事本上记下来电者的姓名和口信。

需要事先说明的是，偶尔你也可能收到奇怪的电话或邮件。布鲁克曾接到一个电话，对方首先对她兄弟去世表示慰问，第二句话就是想看看她女儿最近的照片。帕姆记得有个来电者说："我相信乔治的死对你来说算不了什么，毕竟你们已经离婚了。"这样的话语很不得体，甚至非常伤人，但这也许并不是来电者的本意。我们的社会中，很多人并不知道应该如何面对失去亲友、处于悲痛中的人，人们有时会问奇怪问题，或者字里行间"不合时宜"。但要知道，他们并不是想要伤害你，只是不擅长应对这类事情、不能理解这种心情而已。

请人协助处理逝者身后事

刚刚失去亲友时，悲痛可能会削弱你的判断力。除了请人帮忙接听电话和回复电子邮件，如果需要安排逝者的身后事，葬礼、联系保险公司、处理遗产中的不动产等，最好请你最信任的朋友帮忙，他们可以帮你打电话，前往殡仪馆，收集信息，让你做出最终决定。

不用担心联系别人

在最初几天，如果需要你亲自打电话给家人和最亲近的朋友，注意不要太多，很可能你没有精力也没有心情打这些电话。你可以请信任的朋友帮忙打电话、做出安排。也可以找出逝者的通讯录，让他们帮你联系。

让你的身体做决定

悲伤对每个人的身体和情绪的影响不尽相同。有些人变得非常活跃、非常忙碌，而另一些人则昏昏欲睡，甚至几乎人事不省。让你自己的身体引领你。如果你感到疲倦——就去睡。如果你觉得想哭——就去哭。如果你饿了——就去吃。不要去想自己需要做些什么。现在没有什么事情是"应该"做的，只需听从你的身体安排。

一个警告：不幸失去亲友后，震惊和痛苦可能会使人们沉溺于药物，轻度的只是安眠药，严重时则会摄入大量酒精。这种情况并不鲜见，也不能抚慰你的悲痛，必须努力抵制这类冲动。在某些情况下，医生会给你开出处方药物，帮助你走出困境。但你要知道，通过药物来治疗痛苦，只不过是把悲伤暂时推迟。自然的方法更加有效，在 www. griefsteps. com 网站上可以找到大量自然方法。

宗教传统

各种宗教对于死亡和葬礼有着不同的要求，可能会使家庭成员和朋友感到混乱不安。

马乔里离婚时取得了儿子的监护权，她会定期带儿子去主日学校。当这个年幼的孩子意外死亡时，她家庭的习俗应该是连续几天守夜，火化遗体。但她信仰犹太教的前夫，坚决反对她家庭的习俗。犹太教要求人死后必须在 24 小时内下葬，之后，最亲近的家人们会度过 7 天居丧期，并且认为火化遗体最不体面。

在这样悲伤的时刻，最重要的一点是要关注和理解逝者及其家人的宗教传统。为了纪念去世的人，活着的人们必须找到折中的办法。由于马乔里的大多数亲戚与她儿子的生活几乎没有交集，而前夫的家庭曾经与他非常亲密，她决定为儿子选择土葬。同时，前夫也同意参加马乔里安排的基督教守夜。

如果你不清楚怎样做最合适，也可以向牧师、家庭调解员或心理医生寻求帮助。请切记，每个人需要的东西都各不相同。布鲁克的兄弟去世时，她和她母亲决定只办个小型非正式的遗体告别仪式，邀请最亲近的朋友，凯勒的许多朋友并没有来参加，因为他们更愿意记住凯勒活着时和最后一次见面时的样子，而不是冰冷冷的尸体。另一些人则认为遗体告别很有必要。表达悲伤的方式并没有对错之分，应以开放的态度尊重人们不同的需要。

遗嘱和后事

如果不是突然而至的死亡，去世的人往往会立下遗嘱，注明希望有怎样的葬礼、墓地等。而突然去世的人无法告诉家人和朋友，他们希望怎样处理自己的后事。这多少会给亲人们带来困惑，他们只能猜测自己所爱的人希望怎样做。在我们身心疲惫不堪的时候，要做出决定变得更加困难。与逝者的亲密朋友、一些同样了解他的人讨论一下，会有所帮助。布鲁克和她妈妈首先讨论了选择哪些殡葬服务，然后询问了凯勒的朋友们。在大家的建议下，她们决定为他举办一次纪念会，凯勒应该会希望以这种方式被人铭记。大家共同努力做出了决定，每个人都有所安慰。

文化差异

本书没有详细描述，面对死亡和悲痛时，不同文化的不同处理方式。但这些差异是需要认真考虑的。人们一向认为，美国是个大熔炉，容纳着来自世界各地的不同信仰，各种各样理念交错融合。关于生命的意义和目的，关于死后会发生什么，不同文化赋予了不同的意义。面对心爱的人去世，每个人的情绪反应很不同。有些人认为，相信一个人（或其灵魂）死后还有来世，有助于缓解失去亲友的悲痛。有些人愿意相信去世的人会投胎转世，在下辈子过着更美好的生活。一些文化中遗属们认为，逝者的灵魂能够直接影响生者，保佑他们，这使他们获得安慰。

每一种文化中，都有特定的仪式和习俗，帮助人们缓解失去亲人的悲痛。人们在仪式中表达哀思，同伴会抚慰和鼓励失去亲友的人。这类仪式有助于恢复一切正常，带来秩序井然。请慎重考虑以下文化习俗和仪式：

- 去世之前和之后应该举办什么仪式。
- 怎样处理遗体，遗体应如何清洁、着装。允许哪些人处理遗体，土葬还是火化。
- 悲痛应该私下压抑，还是公开表达，例如当众恸哭哀号。
- 男性与女性、儿童与成人不同的悲痛表现。
- 应举办的仪式活动及参加者，如儿童、社区成员、朋友等。
- 家人的悲痛，他们会承受什么，应如何行事。
- 逝者的遗属可能会具有新的身份——寡妇是否打算再婚，长子成为家里的顶梁柱。

如果没有举行计划中的仪式和习俗，会干扰必要的悲伤过程，也许会使人们对失去亲友无法释怀。熟悉的仪式和习俗能够令人安心。

回去工作

根据你的具体情况和不同公司的规定，你也许只能休假一两个星期，也可能只有 3 天。在回去工作之前，想想还有没有其他做法。如果你还有积蓄或其他经济来源，足以让你休息 4~6 周，可以考虑一下要不要这么做。如果不可能，就花点时间和你的老板或上司讨论一下，让他们了解你正在经历的一切。

我们强烈建议，在回到工作环境之前，与你的雇主讨论一下，最近几周能否安排短时或非全日制工作。如果不行，也希望他们支持和理解你。让上司知道，你目前精力不济、情绪激动。希望他耐心宽容一点。告诉他，你不会以悲痛为借口逃避工作，但你需要给自己留点余地，想办法在悲伤的同时正常履行职责。多数上司只要理解你正在经历着什么，都愿意通融。也让你的同事们了解，你需要额外的支持。很多时候，人们不太确定，在面对你的时候，应该"就像平时一样"，还是谨慎留意。只有你自己才知道，你希望别人怎样对待你。不要把自己封闭起来，如果你告诉别人你现在需要的是什么，许多人会非常愿意站在你身边支持你。

悲痛时间

在布鲁克的悲痛支持团体中，她提出了"悲痛时间"的建议，即专门留出一段时间来体会自己的悲伤感受。如果让自己专心致志地沉浸于各种工作中（有意识或是无意识的），我们就不会感到悲伤。但同时也无法真正走出悲痛。

有些人觉得，花一个小时散步，切实体会自己的悲伤很有用。有些人会带着日记本坐在户外，用文字表达自己的感受。正如我们每个人的悲痛各不相同，每个人的悲痛时间也独一无二。在失去亲友的几个月里，专门为悲痛留出时间，对处理我们复杂的感情很有帮助。

这样的日子很长很艰难。折磨你的痛苦似乎完全无法解决，但没关系。感到绝望也没关系，感觉生活失去中心或目标也没关系，这些都是很自然很正常的感情。要相信生活还将继续，未来总有一天，你会重新建立起生活的中心和目标。现在，只需照顾好你自己。几个星期后，再读读这本书，或者在需要的时候参考一下。这本书随时在这里等着你。

指南：怎样帮助悲痛的人

（请把复印件交给朋友和亲人）

不要试图寻找可以消除痛苦的神奇话语或公式。没有什么能够消除或减轻你的朋友或亲人所面临的痛苦。在这个时候，你能起到的主要作用就是"待在他身边"。不必担心应该说什么或做什么，你只需在那个人需要的时候，成为他可以依靠的存在。

不要试图抚平他的伤口或者让他感觉好一点。我们关心一个人，不愿意看到他处于痛苦之中。为了抚平他的伤口，我们往往会说，"我明白你的感觉"或"也许这样是最好的结果"。虽然这在某些情况下也许有效，但对于悲痛来说，却完全起不到什么作用。

充满责任感帮忙做事。即使一条生命已经中断，生活却不会停止。帮助那个人最好的办法就是，帮助跑腿办事、准备食物、照顾孩子、洗衣服、做些简单的维修。

不要期待那个人向你求助。很多人会说："如果有什么我能做的，就给我打电话。"对处于悲痛阶段的人来说，即使只是拿起电话这么简单的事情，也会令他感觉筋疲力尽。如果你住得很近，路过时顺便去帮个忙就好。他们需要你的帮助，但并不想开口求助。锦上添花者多，雪中送炭者少。

讨论并帮忙做出决定。走在悲伤的旅途中，很多失去亲友的人会发现，他们难以做出决定。把自己当成他们的传声筒，帮助他们思考和讨论决定。

不要害怕说出逝者的名字。失去亲友的人，往往总是会说起去世的人，不管你是不是相信，他们需要听到逝者的名字，需要听别人谈起他们的事。事实上，许多悲伤的人都希望能和别人谈一谈他们失去的人。

要记住时间并不能治愈一切伤口。已经发生的事情，会改变你的朋友或亲人。每个人的悲痛都各不相同。有些人当时看起来"一切正常"，一年后才会真正感受到自己的悲伤，另一些人的悲伤则是立即袭来。没有时间表，没有规则，只能耐心等待。

提醒失去亲友的人照顾好自己。悲痛这种情绪会使人筋疲力尽，吃饭、休息、照顾好自己都变成了艰巨的任务。你可以给他们带去很多健康食品，最好是可以直接吃的，或者容易做的。你可以帮忙洗衣服。承担一些跑腿办事的活儿，让他们休息一下。但不要推动他们去做他们还没有准备好的事情。许多处于悲痛中的人会说："我希望别人只要让我按照自己的步调走就好。"虽然眼看着这些悲伤的人与他人和社会隔绝，令人很难过，但这是正常的。等到他们准备好了，他们会回来的。

不要指手画脚。不要指导那个人应该如何面对自己的情绪、如何处理自己周围的各种状况。只需让他们知道，你支持他们的决定，并且会尽可能帮忙。

一起吃饭。用餐的时候，尤其会令人感到寂寞，定期邀请失去亲友的人前来吃饭，或者准备好食品带到他们家一起吃。不妨考虑在重要的日子邀请他们，如逝者的生日、逝世一个月时等。

列一份清单，写下需要帮助悲痛者做的每一件事情。这份清单可以事无巨细、无所不包，从支付账单到给植物浇水。把这些事情按重要性排序。帮助失去亲友的人完成尽可能多的事情。如果有必要，找更多的朋友来帮你。

发誓要帮助悲痛者走过这段旅途。面对去世，很多友情会产生变化或逐渐消失。人们不知道要如何与悲痛的人相处，或者待在悲痛的人身边令他们感觉很累。发誓要看到你的朋友或亲人走出悲痛，在他们最黑暗的日子里，成为他们的精神支柱。

3

Three

了解悲痛对情绪和身体的影响

"震惊使我们内心翻江倒海。

还没有整理好心情时，会觉得迷失方向。

悲痛就像一个蜕皮重生的过程，

我们失去了自己的一部分，还没有适应新的世界。

在这种时候，我们几乎无法理解任何事情。"

——斯蒂芬妮·艾利克生《穿越黑暗的同伴》

意外失去亲近的人，我们会觉得，整个世界变成了陌生之地。即使只是日常琐事，也会使我们疲惫不堪，最简单的工作变得令人望而生畏。悲痛不仅影响我们的情绪，也影响我们的身体。

沉浸于悲痛中的人，往往会觉得自己快要疯掉了。他们感受到的情绪是如此强烈、如此深刻，他们坚信，全世界只有自己才会产生这样的感觉，或者认为，自己的感觉是错误的。接下去，我们列出很多这类情绪。你并没有疯掉，也不是唯一一个这样子的人。理解了这些情绪后，我们才能朝向现实迈出第一步，也在痊愈的道路上迈出第一步。

爱拉·蕾妮·博扎思博士在她的著作《走过悲痛的旅途：温柔地帮助你度过悲痛中最艰难的阶段》中写道："当你处于悲痛时，你很可能情绪不稳定、反复无常。你会觉得，记忆中的情感纷纷碎裂……你可能一时抑郁一时兴奋，一时恸哭怒吼一时死心认命……如果你刚刚经历了失去亲友的伤痛，产生这些非理性的反应，其实是很自然的。"

在本章中，我们将探讨悲痛在很多方面对我们产生的影响。有些人一开始就感受到强烈的痛苦，另一些人则是晚一点才会悲伤，也有些人没有悲痛的感觉。你与逝者之间的关系，会影响你悲痛的深度。

筋疲力尽

悲痛导致的最常见症状，也许就是感到极度疲惫和不知所措。凯瑟琳·M. 桑德斯博士在她的著作《遗属的悲痛》中写道："我们变得十分虚弱，筋疲力尽的，就像患了流感。这种虚弱状态让我们害怕和困惑，在失去亲友之前，只有生病才会有这样的感觉。"

我们曾经不假思索就能做各种小事，比如寄出一封信，现在很可能要花掉一整天；仅仅是去买一罐牛奶，似乎也变得十分吃力。一想到要穿好衣服、拿钱包、开车出去、在收银处付款、拎起牛奶罐、再开车回家这一连串事情，处于悲痛中的人宁可饿着肚子入睡。

布鲁克在悲痛中曾经去寻求心理医生的帮助。对于这种筋疲力尽的感觉，心理医师提出了很有价值的观点。

"她对我说的第一句话，简单而有力：'布鲁克，现在发生的事情对你来说，就好像你刚刚做了一次大手术。想象你正躺在重症监护室里，小心照料自己。'她的观点很有用。虽然我的感情仿佛经历了一次心脏手术，但我希望自己在以后的日子里能够慢慢恢复过来。我的身体会自行告诉我它需要什么——休息、悉心照料。"

针对这种筋疲力尽的感觉，有许多治疗方法。比如服用复方维生素、加强锻炼、注意饮食、保持忙碌等。也许最关键的是心理医生的建议：你正处于痊愈过程中，给自己留出悲痛的时间，让情绪发泄出来。如果你一直让自己保持忙碌以逃避悲痛，其实悲痛只会在以后重新出现在你面前的道路上。感觉筋疲力尽很正常，休息一会儿也没有问题，痊愈需要时间。但是，如果你产生自杀的想法、吃不下东西、出现脱水或其他任何严重症状，请立即寻求专业人士的帮助。我们的网站 www.griefsteps.com 也提供了一些针对疲惫感的替代疗法，可打印网上资料参考。

难以集中注意力的日子

大多数人在日常生活中都过得不错，知道怎样做事，保持条理性，完成定好的计划。在突然经历亲友死亡后，我们却好像失去了最基本的能力。曾经轻松完成的事情，变得异常困难。布鲁克发现，最初几个月中，悲痛的人们会遇到的一项主要难题就是，难以集中注意力。

"凯勒去世后不久，我到邮局去寄两封信，我们小镇的邮局里只有一个业务员，为了避免排长队，我在书房里放了一张邮费计算表，事先查好邮费。可是那天，我怎么都找不到那张表格。

我花了整整 3 个小时，在书房里走来走去，翻遍了客厅，甚至找过厨房、卧室和浴室，哪儿都没有。最后，心里充满了挫折感，无奈地摊开双手，决定先到邮局去再算邮费。

回来时，我走进书房，一眼看到那张表格就放书桌上。它一直就放在那里，根本没有被别的东西挡住。我直直地盯着那块地方几个小时，却完全没有看见它。这就是典型的注意力无法集中的现象。

那段日子中，我也注意到，我并不是一直都感到沮丧或悲伤，但是，当我想要努力克服悲痛，找不到发泄的出口时，就会发生这种情况。凯勒去世后，这样"难以集中注意力的日子"持续了一两个月，这为我拉响了警报，在这段时间中，我不应该做太多的事，而是应该放松下来，直面悲痛。

有一天，我在支付账单时，也遇到了类似的困难。我找了一个小时都没有找到支票簿。而终于找到支票簿后，却发现账单又不见了。这种"狗熊掰棒子"的情况一次又一次发生，直到我突然意识到，仅仅为了支付一张账单，我已经浪费掉了一整天。最初发生这种事情，我会强迫自己继续做下去。每每这样度过一天，我会满心挫败，几乎哭出来。"

难以集中注意力，其实是你的身体传达出的信号，告诉你，现在必须慢下来。不管是多么简单的工作，对你来说，都太困难了。注意不要给自己强加上太重的负担，不要对自己要求太高。要知道你迟早会恢复的——只是需要时间——你需要痊愈。

否认现实

我们没有注意到，自己潜意识里正在否认现实。否认现实的一个典型特征，就是沉浸在自我幻想中，例如，"他只是出门旅行了"、"她随时都会出现在门口"，或者"他不可能死去，我们原本计划好今年夏天去度假，他不会让我失望的"。

否认现实是一种自然的、本能的保护性反应，实际上是为了让我们有时间理解新的现实。芭芭拉·D. 罗索夫告诉我们："震惊的感觉会逐渐消失，你的大脑和身体恢复了控制，你开始理解和接受那个坏消息。但这也许还是令人难以承受，你会反反复复交替着承认现实、否认现实。这种情况会持续几个小时或者几天，否认现实，是为了逃避痛苦的、难以承受的现实……虽然其他人无法理解，但有时候否认现实确实能产生一定效果。这是一种心理上的紧急措施，能够起到临时性的保护作用，因为你还没有准备好面对骤然袭来的噩耗。"

对于有些人来说，看到讣告、报纸上的新闻图片，正式死亡证明或墓碑，能够帮助他们走出否认现实的阶段。如果你正在照料失去亲友的人，不要阻止他们看到这些东西。

短期内，否认现实也许有所帮助，然而，你必须走过这个阶段，走进失去亲友的痛苦现实中，切实体会自己的感受。如果你发现自己始终深陷在否认现实的阶段中，也许你需要专业人士的帮助，才能继续前进。

悲痛和抑郁症的区别在哪里？

抑郁症远远不止是失去所爱的人或事后产生悲痛的感觉。医学上的抑郁症是一种全身性疾病，甚至会控制你的思想和感受。抑郁症的症状包括：

- 始终持续地悲伤、焦虑，甚至出现"一片空白"的情绪；
- 对于曾经感兴趣的事物完全失去兴趣；
- 精力不足、疲劳，感觉整个人都"迟钝下来"；
- 睡眠情况发生变化；
- 食欲不振、体重下降或体重增加；
- 无法集中注意力，记不住东西，不能做出决定；
- 绝望或悲观的感觉；
- 感到内疚、自卑或无助；
- 想到死亡或自杀，甚至企图自杀；
- 不断出现疼痛难受的感觉，治疗无效。

如果你近期经历过亲友去世，这些感受也许是正常的悲痛反应中的一部分。但如果这些情绪始终无法消散，你的心情一直无法恢复，最好寻求专业人士的帮助。

愤怒——一种正常的反应

命运突然把我们最爱的人从身边永远夺走，感到愤怒是很自然的，这是悲痛过程中一个健康的组成部分。愤怒有不同的形式，有些健康，有些并不健康。

让我们来看看几种很正常却并不健康的愤怒。有些人，当他们需要支持时，如果无法从朋友、家庭或工作中获得，就会感到愤怒。当我们完全被悲痛压倒时，往往根本不会想到寻求别人的支持，而是满怀敌意、焦躁、愤怒，把这一切发泄在接近我们的人身上。如果我们能够认识到这种愤怒是怎么回事，就能以健康的方式利用它。感到愤怒，意味着我们没能获得必要的支持。我们可以请别人更多地支持我们，或者寻找提供支持的团体。

迁怒是找错了发泄方向的愤怒。我们希望有人能够对所发生的一切负起责任，需要一个责备的对象，需要有人做出解释。我们可能会在医院里朝着照料逝者的人尖叫怒吼，也可能对亲友去世时待在他身边的人感到愤怒。迁怒于别人是很自然的，随着你慢慢接受现实，这种情况会有所改善。

当我们回忆起与去世的人曾经共度的时刻，或者回忆起相互之间曾经发生的混乱、痛苦和未曾解决的纠葛时，也可能浮现出愤怒的情绪。突然，我们不得不认识到，我们再也无法与这个人真正在一起了。这时候，对往昔的回忆如洪水般阵阵袭来。这些回忆往往与过去的争执、吵闹、伤害难解难分。我们希望自己曾经与那个人一起度过更多的时间，可能会因为过去的冲突而过分责备自己。但这样都不切实际。任何人际关系都不可能完美，如果让自己沉浸在过去"原本应该如何"、"原本可以怎样"的想法中，只会妨碍我们，使我们无法有效地处理当前的愤怒。

过分压抑自己的情绪，也可能产生愤怒。在当今社会中，愤怒并不是一种容易被人接受的情绪。事实上，许多人甚至并没有意识到愤怒也是悲痛过程中的一部分。各种支持团体以及我们身边的人，有时更希望我们不要表现出愤怒。但是，愤怒的情绪依然存在，而且需要发泄，于是这些愤怒会朝着自己体内发泄。这可能导致我们变得虚弱、抑郁，产生慢性疼痛感，开始做噩梦。最好能找到健康的方式来发泄愤怒。

我们无能为力，完全无法阻止悲剧的发生，只能眼睁睁地看着亲友去世，我们十分沮丧，备感无助。要把这种愤怒发泄出来，最常见的方法就是痛哭一场。人们经常会把这种愤怒压抑在自己内心。如果你怀疑自己正是这样，可以和朋友或心理咨询师谈谈，有助于把这些情绪发泄出来。

我们希望可以把各种形式的愤怒克制在一个适当的程度，并且发泄出来。有许多方法可以做到。这里列出一些：

- 打枕头；
- 找一个私密空间，不会有人看到或听到你在做什么，把愤怒从身体中发泄出去；
- 写日记来记录和释放你的愤怒情绪；
- 去一个渺无人迹的地方，尖叫，直到筋疲力尽；
- 对着朋友、心理医生或咨询师大声怒吼；

帕姆的年轻客户莎拉曾经说过："我觉得自己对未婚夫一腔愤怒。他在我们打算结婚前一个月被杀害了，但这并不是他的错。可我究竟为什么要生他的气？"

原本承诺永远和我们在一起、永远爱着我们的人去世了，这使我们的整个世界天翻地覆，影响我们的心理平衡，并冒出前所未有的想法和感受。

此外，女人更容易因为愤怒而感到痛苦。我们的社会文化认为女性应该温柔、平和，不制造冲突。哈丽特·勒纳博士在她的著作《愤怒之舞》中写道："然而，长期以来，社会都在阻止女性认识自己的愤怒，或者坦率地表现出自己的愤怒。我们女人应该甜蜜温柔，应该是养育者、安慰者、调停者，以及摇晃的小船上的定心石。"另一方面，男人，一般会更快地感觉到愤怒，但也更难走出悲痛。

感受你的愤怒，了解这是悲痛过程中的正常部分。如果你不能把愤怒表现出来，一直压抑在心中，你会变得越来越沮丧，甚至导致抑郁。你也可以向专业人员寻求帮助，他们会鼓励你以安全的方式逐渐发泄愤怒。找到安全方式把这种情绪表现出来后，你的"快要疯掉"的感觉开始逐渐减轻，心情趋于平静。

警惕信号

走在悲伤的旅途上，关键是要注意自己的状况。以下列表可以帮助你分辨你的悲痛是否健康。如果你觉得自己正处于不健康的悲痛中，可以寻求支持团体、牧师或医生帮助。

■过分回避人群的行为——如果你在很长一段时间中（超过3周），一直避开朋友和家人，你需要和专业人员谈谈。得到他人的帮助才能走出悲痛。

■疏于照料自己——走过悲伤的旅途需要体力和精神。如果你连满足自己的基本生活需求都做不到，这是一个警惕信号，你必须寻求帮助。

■长时间否认现实——几个月过去了，你仍在否认现实，也许你需要一个支持团体帮助你走出这个阶段。

■自杀的想法——在悲痛的过程中，这样的想法并不少见，但很快就会消失。如果这类想法变成持续性或强迫性的，最好咨询专业人员，指导你走出这个阶段。

■迁怒——我们没有多少发泄情绪的渠道，于是迁怒的现象变得常见。但如果你的愤怒已经伤害到自己或别人，影响了你的私人圈子或工作环境，造成了严重问题，请立即寻求帮助。

■长期抑郁或焦虑——就像否认现实一样，长期持续的抑郁或焦虑也属于一种警惕信号，需要立即寻求帮助。

■自我治疗——如果你为了自行治疗伤痛，过度摄入某种东西（如食物、酒精或药物），请咨询专门处理这类问题的团体或寻求专业人士的帮助。

选择对你来说最有效的方法，然后顺其自然。最关键是要知道，随着时间的推移，在我们的努力下，生活终究会变得更加平静、恢复控制。

悲痛并没有时间规定

悲痛，从来都是无章可循。很多次，你会发现，当你心情愉快，做着再正常不过的事情时，一股悲痛感却突然袭来，把你淹没。要知道，这种情况也是正常的，悲伤可能在任何时间不知不觉地浮现出来。我们两人都经历过这种"突然袭来"的悲痛。

"以前我和丈夫一起看电视喜剧，从头笑到尾，但现在，一看到这个节目我就会想到凯勒的死，无法抑制泪水。节目后紧接着为贫困儿童筹集慈善资金的歌曲《奇异恩典》让我伤感。

火化凯勒的第二天，我们为他办了小型遗体告别会，只有最亲密的朋友和家人参加。牧师唱起了这首歌，我的泪水夺眶而出。后来，每次当我看到那个电视广告，都忍不住流泪。一年半之后，我走在新奥尔良市波旁街上，我听到一个街头演员正唱着《奇异恩典》。泪水再一次涌出眼眶。"

帕姆也有过类似的经历……

"乔治一直喜欢披头士摇滚乐队。他去世几个月后，我坐在一家快餐店里，汉堡包吃到一半，广播里开始播放约翰·列侬唱的《想象》，我心里像针扎一样痛。"

生活里几乎没有多少东西是我们能够控制的，悲痛的时间就是个不可控的因素。最初 3~6 个月中，会经常出现上述情绪。至于出现的频次，取决于你和逝者的关系多么亲密。一年之后，这种情绪会有所减少，但仍时不时出现。

身体症状

悲伤的黑暗之翼遮住了我们的天空，使我们感觉像患了重病。我们在情绪上和身体上都感觉筋疲力尽，易受外界影响，出现各种症状。虽然这些症状只是悲痛过程中的正常部分，但也可能变得更糟。最好请医疗方面专业人士评估一下你的症状。

了解这些症状很重要。如果症状是由悲痛引起的，只要处理好悲痛，就能减轻或消除这些症状。如果某方面的症状难以忍受，请联系医疗方面专业人士。常见的症状包括：

胸部不适　头晕

难以入睡　口干

食欲不振或暴饮暴食　痛哭

颤抖或战栗　疲惫或虚弱

麻木　呼吸急促

迷失方向感　精神萎靡

偏头痛或头痛　心悸

我觉得自己就要崩溃了，不只是情绪上，身体也一样。

有时候我觉得自己下一秒钟就要死了。这是怎么回事？

我能做些什么？

你所爱的人突然去世，对你整个人造成冲击，你的想法和感觉会影响到你身体中的每一个细胞、每一种激素。在健康方面，一个最容易被忽视的领域，就是情绪对身体健康的影响。

如果你不了解这种冲击会对身体造成怎样的损害，在这个最需要照顾好自己的时刻，你反而会无力照料自己。有些人会沉溺于尼古丁、毒品、酒精、睡眠或暴饮暴食。

你必须密切注意身体传达出的讯息。你是否在向自己传达出"死"的讯息？因为你希望代替所爱的人死去。你是否在告诉自己"我不该活下去"，因为你相信自己原本可以做得更多，可以拯救他们。

感情的力量是强大的。克里斯蒂安·诺思拉普博士在一篇通讯《女性养生智慧》中写道："大脑和免疫系统有两种沟通方式：通过大脑调节激素来回传递信息，或者通过我们称为神经肽（或神经递质）的蛋白质分子和受体传递信息。这些分子不仅存在于你的大脑中，也存在于你的胃、肌肉、腺体、骨髓、皮肤以及其他所有器官和组织中。这个沟通网络能够影响体内每一个器官，这就意味着，你的每一个想法、每一种情绪，都会传达给你身体中的每一个细胞。"

仅仅依靠意志力，也许不足以防止自我毁灭的行为。我们需要支持团体或心理咨询师的帮助。一定要在"越过危险界限"之前就去寻求帮助。

突然袭来的情绪

刚刚遭遇亲友去世时，你会感到深深的痛苦和悲伤。之后，这些情绪有时会突然袭来。明明你觉得自己应付得还不错，哪怕刚刚告诉你自己和朋友们："我终于开始感觉好一点了。"不知从何而来的愤怒、怀疑、幻觉、恐怖、疯狂等各种情绪，都会再次出现。

有着特殊意义的日期前后，如生日、纪念日、节假日，或者应邀参加庆祝活动的时候，突然袭来的情绪尤其明显。

也许你明确知道什么样的场所或事件会触发你的情绪（譬如购

物中心里某家商店、儿童玩耍的声音、比萨饼的味道、一首歌、一种足球游戏），你可以选择避开这一切。但有时还会出现意外让你再次流泪，愤怒重回心中。帕姆就有过这种体会。

"记得自己到超市去，看到货架上摆放着我所爱的人最喜欢的金宝牌罐头汤。我泪流满面，连睫毛膏都被眼泪冲掉了，弄脏了白衬衫。你可以在公共场合戴上太阳镜。我就是靠这个遮住红肿的眼睛和黑眼圈。我也会随身带些纸巾，告诉陌生人，我严重的过敏症发作了。也有时候，我会说实话。"

可能的话，停下手头正在做的事情，面对这种情绪，尽情流泪，锤打枕头，打电话给你的支持团体中的某个人或者所有人。让强大的痛苦席卷全身——这一切终究会过去。

需要注意的是，如果情绪"突然袭来"时，你正在驾驶汽车或其他交通工具，最好先在安全的地方停下。眼里充满泪水、心中充满愤怒的时候，驾车相当危险。

悲伤与梦

有些人会梦到去世的人，有些人则不会。我们每个人都有着独一无二的潜意识，会以不同的方式面对生活和创伤。你认识的一些人也许能记起自己做过的梦，而另一些人一点儿都想不起来。同样，我们的梦中世界所产生的影响，也是千差万别的。如果你没有梦到去世的人，大可不必担心。

如果你没有做梦

玛琳·金在《直觉》杂志上写了一篇文章，题为《代替她做梦的人：一对夫妻为悲痛的朋友带来的礼物》。玛琳邀请了好几对夫妻，在周六晚上办了个烧烤聚会。44 岁的斯蒂芬在和妻子一起跳舞时死于心脏衰竭。接下来的一周，玛琳帮助她的朋友处理各种后事。她写道："在这期间，贾尼丝告诉我，她真希望能在梦中与斯蒂芬相见，但他一直没有出现在她的梦里。我安慰她说，等她感情稍微平复之后，斯蒂芬终究会进入她的梦境中。"

过了几天，玛琳梦到了斯蒂芬。她看到他一身燕尾服，觉得有些奇怪，因为斯蒂芬平时的衣着总是很随意。她接着说："我把这个梦告诉了贾尼丝……电话另一端静默了良久，完全没有回应。我甚至开始怀疑，把这个梦告诉她是不是做对了。当时我并不知道，斯蒂芬火化时就是穿着和我梦里一模一样的衣服。以后一段的时间内，我和我丈夫仿佛成为代替贾尼丝做梦的人。贾尼丝心碎不已，这种情绪状态使她一时间无法梦到丈夫，我们对她的爱，使我们能够在梦中代替她与丈夫沟通。"

发现自己不做梦，是很正常的。在这段时间中，我们的情绪非常混乱，把我们与自己想梦到的人分隔开来。问问最亲密的家人和朋友，听听他们的说法。他们做了些什么梦？如果他们没有主动讲出来，也可以问问。这些梦也会向你传达一些信息。

如果你做梦了

梦的日记

不妨写一本梦的日记。亲友刚刚去世，许多人相信，他们所做的梦是逝者想和人世间交流。也许你希望把这些梦永远珍藏起来。如果你能记得梦中的情景，每天早晨留出十几分钟，在梦的日记中简单记下当时的印象和想法。如果你只记得梦中一些碎片，也记下来。即使只是几个音符，也会引发其他的回忆。

梦到去世的人，是一种新的痊愈方式，但你也许并不知道自己有没有做梦，或许很难记住梦里的事。如果你希望醒后还能记起梦里的事情，有一种方法是，先保持原来的位置不动——完全不动，不要起床去卫生间或开灯。等到意识里出现了一点梦的碎片，试着把整个梦拼凑在一起。或者先把这些梦的碎片记下来，晚一点也许就能回忆起其余部分。朱迪思·萨克斯在她的著作《自然的百忧解》中，列出了一些记住梦的方法："晚上睡觉前，把纸笔放在床头。告诉自己要记住自己做的梦，这个暗示可能需要几个晚上才能深入内心。躺在床上放松下来，试着探索自己内心每一个角落，尤其是白天注意不到的地方。我们醒来之前，往往是眼球快速运动的睡眠阶段，闹钟最好设置成轻柔的音乐声，而非尖锐的铃声或当日新闻。这样，在慢慢醒来时，意识中残留的梦境还会有所记忆。"

令人苦恼的梦

亲友去世后，有些人会做噩梦令人苦恼。他们也许梦到与逝者直接冲突，有时候还会梦到逝者濒于死亡或者充满痛苦。

突然面对亲友去世，我们往往不知道究竟发生了什么。做梦是我们的潜意识正在工作。如果你从不愉快的梦境中醒来，这意味着你的潜意识正在提醒你什么事。尽量回忆梦中的情景，仔细思考这个梦，试着填补空白。如果你觉得很难面对这些梦，或者很难站在客观的角度思考，请你信任的朋友或心理学家，和你一起回顾这些梦。坚持记录梦的日记，也有助于帮你理解令人苦恼的梦。

另一种办法是，试着"改编"令人苦恼的梦。仔细想想那些梦，看看能不能搞清楚，梦中是什么令你烦恼。然后为梦境选择另一种结局，尤其在临睡前，把这个新结局在脑海里重放几遍，有助于改变或减轻噩梦的影响，带来安慰。

处方或非处方药，也可能是导致噩梦的原因。医学研究人员朱迪思·萨克斯称，服用巴比妥类或苯二氮类药物（用于抗焦虑），可能会使人做噩梦。有些人称抗抑郁药会带来清晰、可怕的梦境。停药同样也可能使人做噩梦。因此，请确保在医生的监督下服用药物，密切注意是否会产生副作用。

沟通的梦

如果你容易做梦，可能会出现各种各样梦境。有些梦十分平静，另一些则充满不安。走在悲伤的旅途中，你的潜意识会作出各种令人惊讶的反应。布鲁克的兄弟去世后不久，她曾做了个很有意思的梦……

"凯勒去世后 3 个星期，我第一次梦到了他，别人告诉我，很少有人能在这么短的时间就梦到去世的人，从那时开始，我做了很多关于他的梦。我觉得，这是因为我在白天一直努力想为他人提供支持。于是，只有在睡梦中，我才能细细体会自己的悲痛。

凯勒去世 3 个星期后，我完成了一本关于单亲家庭的书。为了赶在截止之前完稿，我在宾馆里住了 3 天，撰写一些重要内容。文思泉涌时，我会熬夜到凌晨一二点。然而那天晚上 9 点，我不知为何有种感觉，想躺在床上，读一下笔记。我把自己扔在床上，脚放在枕头上，头在床脚一侧。我甚至都没摘掉隐形眼镜。我知道自己至少还会工作 5 个小时，那之后对我来说才是真正的夜晚。

然而，当我恢复意识时，已经是早晨 6 点 45 分，我仍然保持着那个姿态躺在床上，一夜没动。我梦见了我的兄弟。

梦中是在威斯康星州北部，我们童年的家。当我们还是孩子时，两个人的房间门对门。凯勒去世后一周，我回到老家时也一直住在自己的房间里。在梦中，我心里完全知道，凯勒已经去世了，我的整个灵魂都充满悲伤。

突然，走廊里出现了熟悉的脚步声。是凯勒，毫无疑问。起初，我凝视着房门，有点紧张。凯勒站在他的房间里，他的面孔、身体、衣服，每一个细节我都看得清清楚楚。他穿着火化时穿的衣服，他在房间里翻找东西，脸上有点沮丧。他看见了我。"布鲁克，我的衣服上哪儿去了?"他问,继续翻着箱子。

我呆呆地站在那里。我知道他已经去世,但他就在那里。"凯勒,你已经死了。"我只说得出这句话。

他抬起头,说他当然知道,但他还有几件事要办。不过首先想换件衣服。"你要去哪儿?"我问。

"我只是想见几个人。"说着他从书桌上抓起了什么东西。我说不清那是什么。

"凯勒,"我静静地说,"我觉得这可不是什么好主意。大家都知道你已经去世了。你会吓到一些人。"

"是吗?"他好奇地歪歪脑袋。

"凯勒,离开之前再拥抱我一次。"我说,泪水涌出眼眶。我的兄弟用强壮的手臂紧紧搂住我。"你不能去,"我重复道,"每个人都认为你已经去世了。请不要去吧,可是我再也见不到你了。"

他捧起我的头,正对着他的脸,把我的一缕头发从脸上拂开。他直直地看着我的眼睛,带着一点笑意说:"你这个可怜的小家伙。"那一刻,我知道他在说,他还活着,是以一种我并不了解的方式。

我感觉有些混乱,站起来,在房间里踱来踱去。我觉得和凯勒非常接近,近到令人难以置信——这种亲密感反而使我的心中一阵刺痛。这个周末住在宾馆里写作,我带来一个大盒子,盒子里装着凯勒办公室抽屉里的照片、文件和其他材料。我想休息时分类整理一下,把照片分送给他的朋友们,同时处理一下不动产文件。

我走过去,打开盒子,从里面取出一张凯勒的照片,又取出一张卡片。卡片上是凯勒亲手写的一段文字,《海鸥乔纳森·利文斯顿》中的一部分:

"如果你认为我们的友谊仅仅取决于空间和时间之类的东西,这等于是在贬低我们之间的手足之情。

但跨越空间,你所拥有的就是此地;

跨越时间,你所拥有的就是此刻。

在此地、此刻中,

你不觉得我们可以见上一两面吗……"

到了今天，当我讲叙这个梦时，人们会问我，这个梦是什么意思。许多人想知道，我是否觉得我兄弟真的与我进行了沟通，或者那真的是凯勒在试图跟我说话。我只能说，我原本以为我们中间横亘着最远的距离——被死亡和未知分隔开来——但那天晚上，我觉得是我和他最接近的一刻。"

在悲伤的旅途中需要牢记的重点

● 请记住，如果有人对你说："是时候继续你的生活了。"你有权告诉他："这个时间是由我自己和上帝决定的，而不是由其他任何人决定。"

● 如果你想穿黑色的衣服，当然可以。沉浸于悲痛中时，你同样也可以穿其他颜色的衣服。

● 如果你需要独处一段时间，完全没问题。你可以等自己准备好了，再回到人群之中。

● 如果你想"疯狂一下"，找个安全的时间和地点。在树林里大声喊出来，朝着树木扔石头，和电视对骂，穿上逝者的衣服睡觉。

● 善待自己。在悲伤的旅途中，没有必要追求完美，没有必要考虑自己已经走到哪里。你正在前行，这就足够了。

● 向自己保证，还有未来。这样的保证能使你跨越所有恐惧、心理逃避和自我辩护，你才能真正面对此时此刻正在经历的事情。

● 以自己的方式走出来。经历过亲友去世的悲剧，人们往往会认为自己不应该只走到这个阶段，或者应该成长得更多，这类想法是痊愈过程中的一项主要阻碍。忘掉这些想法吧。

● 坚持自我。你曾经是什么样的人，你将会成为什么样的人，都是微不足道，关键是，你现在是什么样的人。

● 恐惧并不总是坏事。让自己充分体验到恐惧的感觉，而不是把它推向远处，能够使你产生内在的变化。

生活中任何一种经历，都能够使你获得更多知识，进一步成长。只有当我们不再把失去亲友看作是惩罚，而是一种经历时，才能开始新的生活。这是一种始于死亡的经历，在悲痛和哀悼过程中，我们会重新认识和接受死亡，最终，获得重生。

感觉到逝者的存在

感觉到逝者的存在，类似于一些截肢的人会产生"幻肢"综合征。许多悲痛的人，感觉仿佛失去了自己的一部分。逝者的配偶有时会觉得对方仍然躺在床上。听到脚步声、闻到那个人的气味、听到说话声、看到稍纵即逝的人影，这些是很常见的现象。这是谁在向我们传递讯息？他们想告诉我们什么？我们是否"错过"了这些讯息？

凯瑟琳·M. 桑德斯博士在她的著作《遗属的悲痛》中，提到了一种人影闪烁的现象："我们仿佛看到模糊的、不断闪烁的人影出现在视野的边缘，去世的人立即浮现在脑海中，但如果我们直接看那个地方，就什么也看不到。"

这些影像或感觉，很可能是去世的人想要安慰我们，或传达些什么。但如果我们想要合理地解释这些经历，反而会打破魔法。就像我们无法理解为什么会发生意外死亡一样，在这种时候，我们不必想得太多，只需顺其自然。

如果感觉不到逝者的存在

有些失去亲友的人会变得忧心忡忡，因为他们感觉不到逝者的存在，可是其他人明明都能感觉得到。不要仅仅因为无法与自己所爱的人"沟通"，就认为他并不爱你，或者你对他来说不重要。不要因为自己无法与去世的人"心灵相通"，就苛求自己。

有些人认为，自己应该能够感觉到逝者的存在，于是他们会拼命努力想要做到这一点。在这种情况下，最好寻找一些简单的迹象，能够代表你所爱的人的存在。例如，乔治去世后，帕姆如果在电梯里听到他最喜欢的歌曲，就会觉得他正陪伴在身边。当她的父亲去世后，她在野外漫步时看到一只猎鹰盘旋在上空（她父亲曾经训鹰），一瞬间感觉与他连接了起来。

与你所爱的人沟通（如果你还没有这样做）

以某种方式与所爱的人"沟通"，可以为一些悲痛的人带来强烈的安慰。帕姆会鼓励她的客户，把他们在心爱的人意外去世之前没来得及说出的话说出来。

一位女士因为9·11恐怖袭击成了寡妇，那天她丈夫出门上班时，她还在睡梦中，没能和他吻别。她给丈夫写了一封情书，轻轻吻一下最后的签名。她在帕姆的办公室里读出来，大声读出这封信，读给她的悲痛支持团体。最后，她把这封信放在他的墓碑旁边。

她告诉我："有很长一段日子，我开车去上班前会和他说话。我会请他照料孩子们，在我需要时陪伴在我身边。有时候我甚至以为听到了他的回答。也有时候，我感觉好像完全无法和他建立起联系。但和他说话对我来说很重要，也很有用，我并不在乎人们是不是觉得我疯了。"

布鲁克的客户贝丝感觉自己和其他人完全不同，因为她无法与突然去世的母亲沟通，而她所有姐妹都能时不时地与母亲沟通或交谈。贝丝深入思考了自己的感情发现，一想到要接触母亲，她就会感到不安。如果母亲不同意我的选择会怎么样？如果她能看到我的整个生活，不喜欢我做的一些事，会怎么样？布鲁克鼓励贝丝一点一点敞开心扉。人与人之间真正的爱是无条件的，无论是长处还是短处，无论是否理解、是否认同，都不会影响爱的存在。自我怀疑会妨碍我们与所爱的人进行沟通。

世界变得朦胧模糊

很多失去亲友的人突然觉得世界变成了一个超现实的地方。自己仿佛漂浮在半空中，什么也不去看，什么也不去想。一切都模模糊糊，时间的概念已经消失。日期的概念变成了：他去世后第一天、去世后第二天……一切正常的概念都不复存在。有人形容这像是在沼泽中挣扎，像是电影慢动作，感觉身体好像不是自己的。也许这就是让我们慢下来逐渐痊愈的自然方法。

《治丧手册》的作者海伦·菲茨杰拉德写道："在悲痛初期，你会产生麻木感，与周围的世界完全分离。体验过这种感觉的人告诉我，他们仿佛正在看一出戏，自己置身于其中，却又只是观众。也有些人会想象曾经发生的事情只是一场噩梦，他们醒来时就会发现一切都恢复正常。"这是我们面对失去亲友的悲剧时，身体自然做出的反应。我们的身体和意识都知道，在受到这样强烈打击之后，一下子被抛回现实不是最好的办法。于是，我们慢慢摸索着，一步步回到日复一日的生活中，回归理智。

离群索居的日子

在悲伤的旅途中，很多人感到麻木。外部世界要么朦胧模糊，要么离他们远去。曾经带来快乐和幸福的人与事，如今完全没有效果。曾经十分热衷的各种活动，也变得异常陌生。

有些人处于麻木状态的时间较短，只有几天，而另一些人却较长时间挥之不去。心爱的人去世，会为我们带来强大的情绪压力，麻木是我们的身体自我保护的一种方法。麻木能够过滤掉一部分消息，而不用一下子承受全部冲击。感情会回来的，但需要时间。

在经历过剧烈冲击之后，大多数人无法立即恢复各种日常活动。尽量不要对自己期待太高，避免给自己增加压力。联系各种活动或团体的协调员，告诉他们，你需要休息一段时间，不确定多久。有些活动需要暂停一下，如孩子的家庭课程和学校课程、担任垒球教练，或者参加了定期举办的保龄球比赛等。你只需专心度过这段艰难。

这个建议会与其他很多建议背道而驰。很多人会督促你"坚持参与社会"、"承担更多工作"、"尝试新的东西"，或者"回到正常的生活中"。但这样的建议毫无意义。你已经完全没有精力甚至无法好好照顾自己，为什么还要扛起额外的责任呢？虽然这些事情也许能使你从悲痛中逃开一会儿，但你仍然必须面对自己的悲痛，而无法绕路而行。

带来痛苦的想法

请注意，以下这些想法会造成阻碍，使你在悲伤的旅途中深陷其中。

- 我心爱的人是上了天堂，所以我不应该心疼。
- 悲痛是一种心理疾病。
- 对去世的人感到愤怒是一种错误的情绪，不应该把这种情绪表现出来。
- 如果我承认自己失去了心爱的人，我会害怕自己也会死。
- 我应该比他先死。
- 如果把悲痛表现出来，我会疯掉的。
- 如果我感到悲痛，人们会认为我很脆弱。
- 如果我常常表现出伤心的样子，也会使我的家人心情低落。
- 如果我在教堂里哭泣，其他人会认为我已经失去了信仰。

- 如果让孩子们看到我的悲痛，会使他们感觉更糟。
- 去世的人也不希望我悲伤。
- 我应该在人前欢笑，私下里默默承受一切。
- 如果我不再悲伤，人们会希望我能够再次快乐起来。

　　如果你发现这些想法正在为你带来痛苦，要以积极的话语来平衡它们。先写下负面或有害的想法，然后再写下更多的积极、正面的思想。例如，"去世的人也不希望我悲伤"是一种毫无用处的想法。你可以写下："去世的人会理解和尊重我的各种情绪。"每次当消极的想法进入你的心灵时，用更积极、更现实的说法来代替它。

冲动的生活

　　处于悲痛中，有些人会显得消沉，也有些人会不由自主地做各种事情。人们认为：生命是短暂的。我最好现在就去做一切想做的事情……花掉所有的钱、卖掉房子搬到夏威夷去、写完那本书、和妻子离婚等等。这些人可能会承担不必要的风险。

　　在第一年中，一定要仔细注意自己的行动。不要做出冲动的决定。不要卖掉房子、改变居住地、与爱人离婚等等。等到迷雾消散，你可以看清楚各种选择的时候，再做决定。

回忆过去和强迫性的想法

　　当我们处于悲痛中，有时会不断重温和心爱的人在一起的每一天，每一小时、每一分钟。"如果当时我没走那条路……如果当时我对他说'不要去'……如果当时我在他身边，也许我就能阻止事故的发生……"诸如此类。脑海中重放他去世时的一幕又一幕，希望能够理解究竟发生了什么事。这些回忆会占据一些人的全部心思，以至于他们无法思考其他任何事情。

刚刚得知亲友去世的噩耗，我们的头脑会暂时先滤掉不少细节，只让我们了解最基本的情况，太多的细节会使我们无法承受。并且，在我们的身体和心灵能够承受更多消息之前，过滤作用一直持续，直到身体或多或少恢复过来，头脑可以容纳更多的信息。这时候，出于人类的本能，我们会开始寻找答案。重放过去的每个瞬间，思考每一种选择答案，甚至是最稀奇古怪的答案。慢慢地从心底开始意识到一个真正的事实，生活，已经发生了变化。

这是悲伤的旅途中一个关键点。这一时刻前后，我们终于承认了死亡的现实。

"如果当时"的心理问题

"如果当时"是一种内疚感，困扰着许多活着的人。面对意外死亡，人们不断地想："如果当时……""我本来应该知道的"，或者"如果我当时和他多谈两分钟……"我们首先需要认识到，这种内疚感源于我们的世界已经"失控"，而唯一能够控制的就是责备自己。出于人类的天性，我们会努力控制这种失控状况。请记住，产生"如果当时"的想法时，是因为我们在追求控制感。不要输给内疚感。你无法改变已经发生的事情，不可能预料会发生什么，没有人会有那样的控制力或预见力。布鲁克发现自己就走进了"我本来应该知道"的误区。

"我已经和很多失去亲友的人谈过，每一个悲痛的人，都或多或少会不由自主地责备自己。即使我兄弟明显是场意外，但我还是会想，我们'本来应该知道的'或者'本来应该阻止这场悲剧的'。但当一个人说着自己能够怎样阻止那场悲剧时，其他人都会看到，其中有太多的漏洞。没有人能够阻止当时的事情发生。"

帕姆的客户芭芭拉，独生子布赖恩加入美国军队，死在了伊拉克，她很坦率地谈起了自己的内疚感：

"布赖恩很想为自己的国家做贡献，尤其是在9·11恐怖袭击之后。我知道，他天性不喜欢任何形式的暴力行为，所以我不太明白，他的价值观为什么突然发生了变化。他坚持认为，参军不仅能为国家做贡献，也能接受一些有用的训练，在退役后的平民生活中同样受益。我不知道有多少母亲会积极鼓励自己的儿子参军打仗，但我肯定不属于这类人。相反，我真希望当时我更坚决一点，不让他去。可是我能做些什么呢？拿走他的车钥匙？他是成年男人了，做出了成年人的决定。可他也是我的儿子。我原本应该尽量想办法阻止他的。"

当芭芭拉意识到，其实她当时真的没有办法说服儿子时，她内疚感有所减轻，为他感到骄傲。最近她告诉帕姆："我们每个人都会做出对生活产生各种影响的决定。尽管我反对，布赖恩仍然坚持去做他内心觉得正确和光荣的事情，我在有生之年都会尊重他的决定。"

不要让悲痛把你压倒。如果你发现自己无法克制自责时，去请教专业咨询师、医生或牧师，把你的故事告诉他们。他们可以帮助你认识到，这些想法是多么的不现实和毫无根据。

恐惧

恐惧是一种非常自然的反应。在悲伤的旅途中，恐惧会削弱我们的力量。有些人只对某方面感到恐惧，也有些人完全被恐惧压倒。常见的恐惧包括：害怕与逝者状况略有类似的情况、害怕我们所爱的人受到伤害、害怕自己无法继续生活、害怕自己会死、害怕最简单的活动可能酿成悲剧。

恐惧有着各种作用。在悲痛的最初阶段，能够使我们不仅仅集中于已经发生的悲剧，也能注意到其他东西。如担心开车有危险，选择不开车，这就带来一种控制的幻觉。正如前面所解释的，经历过亲友去世的悲剧后，我们往往会尽可能追求控制感。大多数情况下，对于感到恐惧可以顺其自然。但如果发现，恐惧正在使你变得虚弱，甚至惊慌失措，请咨询专业人士。

回顾本章请记住，悲痛给每个人带来的感受都不一样。如果你没有遇到上述所列症状，或少见的症状，也是很正常的。在悲伤的旅途中随时关注自己的状况。无论是一路顺利走下去，还是停滞在起点或中途，在内心深处，你要知道，生活中有很多事情需要我们独自面对，但悲痛并不属于这类事情。

4

Four
悲痛中的迷信和误区

"你的悲痛不一定是负面的。
在生活中遇到可怕的悲剧后，
为了治愈自己的伤口，你会感到悲痛，
这就是悲痛最主要的效果。"

——鲍勃·戴茨《战胜不幸》

在悲痛这个完全陌生的领域里，我们听到和说出的都是一种内在、自己无法完全理解的语言，这种语言引领我们前行。本章介绍一些常见的迷信和误区，帮助你在悲伤的旅途中找到方向。

在学校或家庭中，很少有人传授，当我们遇到悲剧时，尤其是突然面对亲友意外去世时，在身心都陷入混乱、生活几乎崩溃的情形下，应该如何调整情绪和应对日常事务。

我们不希望生活如此脆弱易碎。然而，一旦经历过亲友去世，我们对生活的看法肯定会发生变化。我们更明显地意识到，人类的生命是多么脆弱，生活是多么宝贵。

你可以有意识地改变自己的想法，悲痛不再是"发生在我身上的事情"，而是"我为了痊愈主动去做的事情"。在此期间，你肯定会产生生活失控的感觉，但控制自己要怎样悲伤，是由你自己决定的。本章讨论悲痛中常见的很多误区，也许你也曾有过。了解这些误区，我们将有备而来。

误区1

无论突然而至还是拖了很久，死亡就是死亡，我们的悲痛没什么不同。

悲痛的过程中固然存在一些共同点，但根据不同的生活经验、年龄、性别、恢复能力、健康情况、社会文化、以前是否曾经失去亲友、与逝者之间的关系，每个人的悲痛都是独一无二的。没有哪两个人的生活经历完全一样，与逝者的感情也各不相同。

这里的误区在于，有的人完全没有预兆就突然面对亲友去世，有的人眼看着亲友经历长期病痛或受伤去世，他们悲痛的过程和恢复的速度并不相同。如果所有人的悲痛都一样，倒是很简单，一本规则手册就能满足大家的需求，但事实并非如此。重要的并不是分辨你的悲痛与其他人有何不同，你需要记住，只有沿着你自己的道路，才能走出悲伤。

误区2

忙碌起来，可以减轻或消除悲伤。

有些悲痛的人想法子做各种各样耗时耗力的工作，打扫房间、整理书架、清洁卫生间……让自己保持忙碌，以逃避痛苦。然而，这样的"忙碌"只不过是暂时拖延，效果十分有限。

没有什么办法能够绕开悲痛。保持忙碌也许能暂时改变你的心情（就像酒精、毒品或暴饮暴食的效果一样），但最终，你仍需面对现实，你深深爱着的人已经永远离开了。

误区 3

我肯定是疯掉了或者"失控"了。

亲友突然去世，会使留在世间的人受到不同程度的创伤。然而这些人的表现却和人们的想象大相径庭。你身边的人也许以为你会表现得更加心烦意乱，他们说，"你看起来还不错"，或者"我原以为你的状态会更糟呢"。你可能觉得自己像是走在迷雾中，无法做任何决定；也可能看起来十分理性，甚至做事效率更高。也许你一段时间内完全不会啜泣、痛哭或哀号。这些行为会使旁观者和家人感到疑惑，但很多人都经历过这种情况。心灵正处于难以想象的挣扎中，意识空白是很常见的。

在某些文化习俗中，偶尔"疯狂一下"是完全可以接受的。然而，在现代社会中，人们习惯了保护自己（及家人）不受情绪的影响。我们为什么那么害怕宣泄情绪呢？医生们开出处方诊治人们，尤其是妇女，度过最艰难的时期。但这样反而延缓了正常的悲痛过程。

觉得自己快要疯掉了（在一定限度内），是完全可以接受的，也是悲伤的旅途中的正常一部分。把痛苦的情绪发泄出来，能够促进痊愈的过程。

误区 4

我不能沉浸于悲痛太久，一年足够了。

有时候，社会文化和宗教信仰会为悲痛定下各种规则，比如时间限制、穿戴什么、应该如何表现、应该在什么场合与什么人谈到死亡。我们的悲痛过程，是基于自己内心的需要，不应该设置时间限制。

误区 5

如果我因为亲友去世的悲剧，对上帝或周围的人表现出愤怒，我就是个坏人，会为此付出代价。

愤怒是一种令人极不舒服的情绪，但也是最重要的发泄方式之一。如果你对上帝感到愤怒，不必因此就认为自己是坏人。就像艾尔·格罗尔曼所写的："朝着上帝怒吼是没关系的，他完全能够接受这种事。"不过，如果你发觉自己的愤怒变得失控（例如，损坏贵重物品、威胁或准备杀掉某人、想烧毁教堂或医院、出现自杀的想法），应立即寻求相关专业人士的帮助和指导。

误区 6

朋友告诉我，是时候放开过去了。其他人已经适应了新生活，我也应该做到。

你可以继续在心里留出一块地方，永远爱着去世的人。抓住各种回忆，你们彼此的爱、你学到的经验教训、收到的礼物。你的家人和朋友可能告诉你，如果一直沉浸于过去，你会陷入悲伤的泥沼难以自拔，但事实并非如此。布鲁克的母亲就是一个例子。她仍然会说自己是两个孩子的母亲——即使她已经失去了一个孩子。死亡不会抹掉一个人的存在，也不会把他们在我们生活中留下的印记全部擦除。缅怀去世的人，回忆那些有着特殊意义的日子，不会阻碍你在生活中继续前行。

你的朋友和家人希望你开始新生活（根据他们定下的时间限制），出于好意鼓励你"放开过去，继续前行"。但你也许还有未尽的事情要完成。你可以紧紧抓住对逝者的感情，珍藏过去的记忆。同时，把握现在，走向未来。

误区 7

在规定的时间内，我必须穿黑色丧服，否则就意味着我并不怀念去世的人。

黑色葬礼是一种古老的习俗。很久以前，人们认为，灵魂在尸体四周徘徊，其中有一些心怀愤懑或脾气暴躁。活着的人穿着黑色服装不起眼，不易被邪灵缠扰。

到了 19 世纪，各地对于服丧期的时间和每个阶段适用的服装，都做了明确的规定。如寡妇要穿整整两年纯黑色正式丧服。

幸运的是，美国的殡葬习俗已发生了很大变化，不再通过服装的色彩来衡量哀痛的深刻程度。明亮的颜色有助于改善自己和周围人的心情。所以，不必犹豫，选择让你感觉最好的服装。

帕姆认识的一位女士，在丈夫的葬礼上穿着红白蓝三色的服装，几个月的服丧期间，也会时不时穿上这样的衣服。她丈夫一直是美国爱国主义者。她选择美国国旗颜色的服装，显然是为了纪念他。

误区 8

依靠酒精或药物，我可以缓解自己的悲痛，感觉好一点。

有些人开始摄入酒精或抗抑郁药，或者比以前服用得更多。"用喝酒（服药）来克服悲痛，等到清醒过来时，悲痛就会消失。"这种想法完全错误。找医生开镇静剂并不难，买一瓶杜松子酒也很容易，但悲痛不会消失，只会暂时转入地下，一旦停止服用，曾经抛诸脑后的悲痛，又会再次浮现出来。悲痛的旅途中不存在捷径。

然而，如果你感到极为焦虑、抑郁，无法充分休息，没有精力面对自己的情绪和做出决定，甚至难以正常生活，也许你确实需要临时使用药物缓解一下。这要由专业人士帮助你做出相关决定。

正如鲍勃·戴茨在《战胜不幸》中所写的："想要控制住自己

的悲痛，你必须调动起所有的感官，直接面对亲友去世这件事。反而，在镇静剂的效果下不可能感觉幸福平静。"你也可以参考我们网站列出的各种植物疗法，已有不少人亲身体验。

误区 9

提到我所爱的人去世，我感觉更糟。

你会不断地和别人提到这件事，找到愿意倾听你的人诉说，直到你想不出更多可以说的东西……至少暂时如此。之后，如有需要，你会再把故事讲一遍。只有深深体会悲痛，你才能走出悲痛。隐藏或否认，只会使悲痛的过程拖得更长。与经历过这类事的人交谈，会有所帮助。艾伦·苏·斯特恩在《失去爱人的生活：悲痛的未亡人的沉思》中写道："想说话的时候，只管说出口；回忆你丈夫（或你所爱的人）能够帮助你痊愈，回忆他生命中最后一段日子、他的葬礼、他去世时的任何细节。这段时间中，与能够支持和理解你的人待在一起，只要你想倾诉，他们就会耐心听你说。"

误区 10

我难道不应该尽量坚强，独自"坚持到底"？

不要独自一人度过这段时间。你需要尽可能获得每个人的支持。你的家人和朋友们在各方面支持着你，渐渐地，这可能令他们疲惫。一段时间后，你会产生错误的想法，觉得自己应该坚强起来，靠自己走出悲伤。但只靠自己痊愈是非常困难的，甚至可能危害到健康。参加或亲自组织一个支持团体，和大家共同承担痛苦，缓解挥之不去的内疚感。当你心里充满各种疑问时，与曾经经历过同样事的人交谈，会带来不少安慰。当你谈到自己遭受了怎样的痛苦，以及你是怎样面对这一切时，会有很多人点头表示同意和理解，这能够带来强大的治愈作用。据研究，支持团体带来的最大益处之一，就是能够增强免疫系统！在支持团体中，有些成员走在我们曾经走过的道路上，有些远远走在前面，有些人已经准备进入新生活，另一些人才刚刚走上这段旅途。无论处于悲痛中的哪个阶段，大家一起分享自己的感受时，你会发现有许多共同点，并从中获得启发。在帮助别人的同时，你会发现自己在痊愈的过程中又前进了一步。

误区 11

我肯定做错了什么，因为我的家人和朋友都离我而去。

家人和朋友们有时会离开你，因为他们也需要面对自己的悲痛。他们认为，如果与你交流、表露自己的感情，只会加深你的悲痛。也有一些人只是不愿看到你继续痛苦。此时，也许你觉得受冷落，十分愤怒，但不要勉强他们，提出他们力不能及的要求，你可以从其他地方寻找安慰与支持。

误区 12

我感到欣慰的是，他们至少没有缠绵病榻，遭受长期的痛苦。

"至少他没有痛苦太久，值得安慰。"如果突然去世的人年纪大，一直病痛缠身，也许你会这样想。但突然去世常常等同于过早夭折，对于他自己，以及留在世间的人来说，这发生得实在太快了。知道他们很快死去，无法给我们带来任何安慰。

误区 13

总有一天我会拥有另一个人（配偶、子女、父母、爱人……），那个人代替我失去的这个人，使我的悲痛消失。

是的，也许总有一天你会拥有"另一个人"，但最好不要期待那个人能够代替你曾经失去的人，这种想法不仅对他们很不公平，也会使你承受更多的痛苦。健康乐观的态度是，你知道自己将来会爱上另一个人，建立下一段关系，同时也面对现实，没有谁可以完全代替另一个人。

误区 14

悲痛的一个阶段结束后，我会走进下一个阶段。

随着著名的"悲痛的五个阶段"（库伯勒－罗斯）的普及，有些人误认为悲痛是一个线性过程。但痊愈的过程不会像坐电梯一样，从绝望的地下室直抵平静与理解的顶层。这里更像是一个迷宫，你前进一点、后退几步，再次走过同一区域，发现自己又回到起点。如同一个装满了镜子的大厅，在你走出出口之前，你会不断地看到自己，扭曲变形、奇形怪状。

误区 15

不断重温过去的美好时光，我会深陷痛苦中。

有些回忆会阻碍我们，使我们无法走出过去，另一些回忆，会帮助我们迈进新生活。随着时间的推移，你会了解这之间的区别。不必担心，你对心爱的人的回忆，并不会使你深陷于痛苦中。

误区 16

孩子们其实并不理解死亡，不需要让他们参加葬礼或追悼会。

到了一定年龄，孩子们已经能够理解死亡，能够深刻体会失去亲友的感觉。突然面对亲友意外去世，孩子们不再相信这个世界是安全的。对于不同年龄的孩子，可以用不同的方式让他们参加葬礼或追悼会。如让他们简单写一段感想或者画一幅图，描述他们认为被放在棺材里是什么感觉。一些很小的孩子看到尸体会被吓坏，你要理解他们的恐惧。不要强迫孩子去做令他们感到害怕或苦恼的事情。但如果他们提出了明确的要求，也不要阻止他们。鼓励孩子们参与进来，让他们与逝者告别，在生活失控的状态下，让他们多少能产生一种控制感，这肯定是对他们最好的做法。

误区 17

为了纪念去世的人，我必须举办标准的守灵仪式和葬礼。

虽然很多人选择标准的葬礼仪式，但还有许多其他的选择。布鲁克失去兄弟时，她的家人觉得，举办一场葬礼并不合适他。他们认为凯勒会更喜欢大家组织一个派对或宴会来纪念他。他们在小镇里他最喜欢的酒吧和餐厅里办了个派对。有超过 400 人来参加，全镇的企业都捐赠了食品和饮料。布鲁克和她的母亲也没有在当地公墓立起墓碑，而是在凯勒最喜欢的湖边选了一块岩石，上面安装了一块铜牌，刻着他喜欢的铭文。怎样做令你感觉最好，就怎样做。想一想去世的人会希望怎样的守灵、追悼会或葬礼，不要让殡仪馆或牧师改变你的想法。

误区 18

我很害怕，迟早会"从亲友去世的悲痛中恢复过来"，我不想忘记他！

悲痛和疾病不一样，我们不能像治好病一样，从悲痛中"恢复"或痊愈过来。我们的目标并不是要忘记或结束这一切，而是要与生活和谐统一。

在亲友去世的痛苦时刻，我们会紧紧抓住过去的每个时刻、每个记忆。许多悲痛的人不愿挪动逝者的个人物品；妻子仍然把丈夫的衣服留在衣柜里；父母从此关闭了孩子的房门。但等你准备好在生活中继续前行，是否保留这些物品，并不会影响你的回忆。

害怕会忘记去世的人，或者害怕我们的记忆逐渐褪色，都会带来巨大的恐惧，但如果始终紧紧抓住他们留下的一切，我们会自我压抑，恢复缓慢，有时甚至无法继续前行。我们要在铭记和放手之间找到平衡。紧紧抓住那些只属于自己的回忆，珍藏于心，时时重温，不要忘怀。但与此同时，你需要继续成长，等到你可以放开一些带有回忆的物品时，力量会逐渐回到你身上。

误区 19

救命，不断重放的回忆使我非常困扰，我一定是出了什么问题。

不断重放的回忆最恐怖在于，我们会一直怀疑自己之前所做的选择是否正确。例如，如果我能更快地叫来救护车会怎样？如果我会做心肺复苏术呢？我是不是没有看到警示标志？总之我能做些什么阻止这一切发生？长时间纠缠在这样的回忆，会妨碍我们接受事实、走出悲伤。

不断重放的回忆，是人们面对无边的黑暗所采取的一种心理措施。有时候是必要的，但大多数只会使我们深陷于回忆中。如果你无法摆脱脑海中重放的回忆，可以考虑每天专门为此留出 10 分钟时间。

另一种方法，心理治疗师称之为"停止思考"。有意识地停止回忆，把心思转到别的地方去。这样做并不复杂，远比你想象的容易。

如果逝者的死亡令你非常烦恼，你可能会在脑海中一遍又一遍地重放某些内容。如果你对心爱的人最后几分钟或几小时的记忆，是一段令人恐惧的画面，这会像讨厌的电影一样在你心里不断重放。首先要认识到恐惧从何而来，然后转而回忆你们初次见面的画面，或者转换成与其他人在一起的画面。

保罗·G. 斯托尔兹博士在他的著作《逆商：把逆境变成机遇》中写道："'停止'是一种很重要的能力。面临危机时，人们感到焦虑。这种情绪会像野火一样蔓延，使你无法思考怎样通过合理的步骤更好地面对问题。很快，你开始'杞人忧天'，感到无助和绝望，把精力和时间浪费在无谓的担心上。为了避免不断想象可能发生的最坏情况，你需要学会'停止'，恢复自我控制。"

- "当你觉得不堪重负时，拍打自己的膝盖，或任何其他坚硬表面，大喊'停止！'身上的疼痛会令你一惊，然后恢复常态。有些人会在手腕上绑一根橡皮筋。当他们感到焦虑时，就把它拉开 15 厘米弹回去。

- 把注意力集中在一个不相干的物品上，如钢笔、壁纸图案或家具。如果你能分心不去想那场悲剧，哪怕只是一会儿，你就能恢复冷静，采取有效行动。

- 暂时休息一会儿，活动一下。即使只是 15 ~ 20 分钟的快步走或其他运动，也能使你心情平静，精力充沛，大脑中充满内啡肽——这是有助于保持乐观情绪的化学物质。

- 让自己置身于令人感到自身渺小的环境中。杞人忧天会使生活仿佛充满难题，观念上的转变能使情况显得不那么严重。开车到海滩上，远眺辽阔的大海……站在大树下……凝视蓝天白云……欣赏乐曲，让自己充分感受恢弘壮丽的旋律。"

误区 20

这种事不可能发生在我家。

直到那时为止，你也许从未经历过死亡，而现在，你突然面对暴力或伤害性的死亡。我们生活在良好社区中，我们从不吸毒，我们去教堂、敬畏上帝，究竟为什么，这样的事情会发生在我家里？

我们试图用逻辑思维来解释完全不合逻辑的情况，这是一种否认心理。最好的办法是努力面对，认清现实。

关于这方面有一本很棒的书，哈罗德·库什纳的《当好人遭难时》，书中写道："即使是一个好人，也必须服从自然的法则。子弹并没有善恶观念，恶性肿瘤或失控的汽车也一样。这就是为什么善良的人也一样会生病，一样会受到伤害。"

误区 21

我肯定不太对劲，我哭不出来。

除了我之外，每个人都在哭。也许我并不像自己想象的那么在乎他/她！

你哭不出来，并不意味着你没心没肺。可能是你担心，一旦开始流泪就再也无法停止。你从小接受的教育是，坚强的人不会在公共场合哭泣，或者你的文化教养使你无法尽情流泪。无论是哪一种情况，你需要知道这是为什么。

你的身体里也许"压抑"着悲痛，流泪可以帮助你释放悲伤。哭泣被称为"精神和灵魂的清洁剂"。流泪具有减轻痛苦、使人冷静的效果，这是有充分科学依据的。研究表明，哭得较多的人更健康。当你流泪时，眼泪会释放化学物质，帮助你缓解压力和痛苦。根据医生的研究报告，泪水中含有脑磷脂，可以抑制身体或情绪上的痛苦，同时释放出促肾上腺皮质激素（ACTH），具有镇静情绪的作用。

误区 22

我悲痛的方式不太对，应该采取另一种做法。

也许我恢复正常的速度太快了。如果我真的爱他（她），我受到的打击应该更严重。

这种自我判断会妨碍悲伤的过程，造成自我打击，是一种有害的想法。也许你会把其他人的悲伤程度与自己相比较。但正如地球上没有两个人是一模一样的，也没有哪两个人的"悲痛方式"完全相同。有些人会变得精力十足、效率极高，有些人却完全无心做事。有些人会自我反省，有些人会哭泣、怒吼、尖叫，即使只是帽子掉了也会发怒。这些差异，在很大程度上受到你所处的悲痛阶段和性格类型影响。经历过多少次亲友去世的悲剧也是重要因素。文化差异也起一定作用，其中男性表现出的差异要比女性更明显。我们重复很多次：每个人都是以自己独特的方式走过悲伤的旅途。

误区 23

我应该感到内疚。

即使你对亲友去世并没有直接责任，你仍可能因为"生者的内疚"而痛苦。阿芙罗狄蒂·马特萨克斯博士在《生者的内疚》中写道："生者的内疚，是因为你会想到：'为什么其他人要比我承受更多的痛苦，为什么其他人死了，而我还活着。'"

这样的想法使人内心挣扎，产生强烈的焦虑、痛苦和自我怀疑。你可能感到，内疚是在为"自己活着""赎罪"，或者说，强烈的内疚是因为你深深地怀念你所失去的人。然而，去世的人并不希望你想念他们时仅仅是心怀内疚。纪念逝者最好的方法，就是抛开折磨自己的内疚感，继续前进。

误区 24

我不应该感到这么愤怒。

对你所爱的人直接产生愤怒，是所有情绪中最令人苦恼的一种。然而，你不把愤怒发泄出来，就会把自己封闭起来。令人意外的是，把自己对突然离去的亲友的愤怒发泄出来，最终反而有助于减轻你的愤怒。如果你认为自己不应该出现愤怒和仇恨的情绪，这不利于你精神上和感情上的成长。一直心怀并压抑愤怒情绪，很容易筋疲力尽。而在恢复过程中，你需要尽可能保持精力。

误区 25

我再也不会快乐了。

每次，失去亲友会使我们变得悲观消极。我们采访过一个人，近年来失去了 3 位亲友，同时也丢掉了工作。他变得孤僻愤懑，完全找不到动力继续努力生活。他非常了解这个黑暗的地方，虽然这里毫无吸引力，却令他熟悉。对于我们来说，越是熟悉的地方，就越难离开，即使这个地方充满黑暗和压抑。然而，这些感觉只不过是我们的借口，是因为我们想要逃避恢复过程中的痛苦。恢复的过程缓慢而艰难，但只要我们用心投入，这个过程终究会完成的。

误区 26

一段时间后，我对于这次亲友去世的悲剧就不再有什么感觉了。

悲痛在意料之外突然袭来。我们不会忘记我们心爱的人，也不会彻底走出悲痛。在你的一生中，你会时不时重新体会痛彻心扉。

误区 27

为了有效处理悲伤，我需要按照悲痛的五个阶段去做。

许多人通过著名的"悲痛的五个阶段"，来解释这种复杂过程和愈合的道路。这五个阶段出自伊丽莎白·库伯勒－罗斯的作品，描述的是一个垂死的人走在通往死亡的道路上。

这五个阶段是：

震惊，

拒绝，

沮丧，

愤怒，

接受。

　　如果将这种说法用于突然面对失去亲友的人，许多悲痛的人会感到困惑，因为他们并不符合这个模式，或者只有部分适用。人们还会经历许多其他阶段，面对各种情绪。

　　在这个未知的领域中，我们想要确定悲痛的状态、阶段、水平。人类更喜欢秩序井然的世界，在混乱不堪的时候，我们期待这些模型能够指明方向。然而，教条地接受这些"阶段"，可能会使我们产生不切实际的自我期待。你不一定会经历每个"阶段"，也不一定以线性或连续的方式经历不同的阶段。你可能会反复出现各种不同的情绪，某个阶段又可能缩短到一天、一小时、一分钟。

　　研究同时也经过我们的观察证实，亲友长期缠绵病榻后去世的人，悲痛的时间会持续 2 ~ 5 年。在去世之前就蔓延着悲伤的氛围，当死亡真正降临时，家人和朋友们其实已经经历过一段时间的悲痛。意料之外的去世，使悲痛的各个阶段全部压缩到一天、一小时，甚至一分钟里。

　　在现实中，悲痛更像是一个情绪的迷宫，我们才刚刚前进一点，又退回到原位。如果我们能够学会爱和接受自己，也许我们就能开始看到人类的天性和脆弱之处，这就是个人成长的开端。无论如何，关键是要确保，在迷宫中，无论你感觉多么"疯狂"或者迷失方向，你都必须要从另一侧走出来，而且，你并不孤单。

误区 28

悲痛的最后阶段："接受"。

　　接受是最难理解的概念。当另一个人正在慢慢死去时，你有时间逐渐接受这件事。但当亲友突然去世，接受就变得非常困难。帕姆有一位客户，针对"接受"提出了问题。

"曾经有一个客户对我说：'为什么你一直说，接受是恢复过程中的最后阶段？接受这个词，感觉像是同意。就好像我要说，那个人去世在我看来已经没关系了，我已经同意了。但我并没有同意。我丈夫去世了，我永远不可能觉得这没关系……所以，悲痛的过程中最后一步是接受，究竟是什么意思?'"

《美国传统词典》中，对"接受"的释义是：

1. 接受的行为或过程。
2. 被接受或可接受的状态。
3. 愿意承认；同意。
4. 信仰的东西；达成一致。

不要把这个阶段称为"接受"，称之为"承认"更贴切。"接受"和"同意"过于接近，一个人怎么可能同意突然失去亲友？你也许需要3~6个月甚至1年以上才能承认自己失去了一个人。会有很多次，你又暂时回到拒绝的状态——只是为了感觉好一点。但只有经历过承认的痛苦，才能走上痊愈的道路。

以上是我们与悲痛的人们密切合作的10年中，发现的最常见的误区和障碍，肯定还有其他状况和形式。要克服这些障碍，在本书悲痛的恢复和练习一章中，我们将提供一些例子。

Part II

第二部分

混乱颠倒的世界：收集我们的碎片

　　震惊和麻木的感觉开始减轻，我们意识到，自己的生活已经永远改变了，原本坚实的基础变成了一堆碎片。在这一部分，我们要研究的，就是这些需要重新组合起来的碎片。

　　虽然失去亲友使我们的世界停滞下来，但世界的其余部分仍如往常，日复一日继续运转下去。我们面临的挑战是，当我们想要与世界重新联结起来时，成千上万的人因为没有亲身体会过亲友突然去世，无法理解我们为什么不能"恢复正常"。我们会产生一种冲动，想把自己藏起来不再面对这个世界。但长期来看，这个世界毕竟充满了各种美好的礼物、未来和希望。我们将探讨与其他人相处时，会出现怎样的困难，以及如何重新定义我们的生活。

　　我们也将探讨如何帮助我们自己和我们所爱的人——配偶、孩子、家人。

5

Five
混乱颠倒的世界

"八点半左右，门铃响了。
我不知道来的会是谁，于是我心里产生了一种奇怪的感觉。
我从猫眼里往外看，走廊上站着我哥哥丹佛和嫂嫂阿利森。
我让他们进来。一阵静默，我看着哥哥的眼睛，
我知道一定发生了什么事。他甚至用不着开口我也知道。
他把我抱在怀里，我的世界永远改变了。
我的目光移到了我儿子小时候的照片上，
他的红头发剪得短短的，蓝色的大眼睛看着我。
我的世界变成了一片黑暗，我的生活再也不可能恢复原状。"

——歌手朱迪·柯林斯谈儿子克拉克的去世

"我还记得，那天，我一直盯着太阳，看着阳光在树后投射出阴影。我全心全意盼望太阳不要下山。因为我知道，那意味着我儿子还活着的最后一天即将结束。"一位母亲说。太阳照旧升起，照耀着这个我们所爱的人已经不复存在的世界，一个全新的世界。我们不得不怀疑，自己在这个世界中还什么存在的意义。

许多悲痛的人会说，他们感觉每件事情都变得"混乱"或者"出了问题"。仅仅几秒钟内，整个世界就彻底改变了。随之而来的是震惊，人们不得不立即面对所有这一切，心中充满疑问，甚至可

能出现精神问题，或者对自己的宗教信仰产生怀疑。在本章中，我们将探讨我们的世界是如何变得混乱颠倒，以及应对方式。

基本的认识都变成了碎片

当我们努力应对亲友突然去世的悲剧时，不得不重新考虑关于自己的一些基本认识。也许我们开始觉得，人类是易受伤害的，生活是脆弱的。我们可能开始怀疑这个世界是否有意义、有秩序。也许我们会第一次发现自己缺乏能力、缺乏金钱。

人类最终必定死去。这是我们每个人都必须面对的事实。大多数人在中年时期开始面对，看到自己的衰老迹象，或者看到父母或祖父母即将去世。这是世间万物的自然秩序。然而，亲友突然去世的人，不得不在经历情感创伤的同时，也突然意识到我们命中注定的死亡——无关年龄大小。我们会在亲友去世后几分钟、几小时、几天内产生强烈的感觉，生活是极为脆弱的。

阿芙罗狄蒂·马特萨克斯博士在她的著作《创伤后的信任》中写道："……虽然这会使人们了解到生命的全部，在生活中更加努力，但同样也是十分可怕的，令人难以忍受。多数人都会尽量避免面对自己必然死亡的事实。"

也许你曾经想："这种事情不可能发生在我身上。"但事实上这已经发生了，这个世界不再安全。你开始认识到自己的脆弱，感觉冥冥之中一切都已注定，似乎可以预见自己的未来。你也可能非常害怕悲剧再次发生，担心会有另一位家人、爱人或朋友去世。

马特萨克斯博士继续说："公平合理的世界观无法解释发生在你身上的事。你曾经以为，如果你足够谨慎、诚实、善良，就能够避免灾难。但这次悲剧告诉你，你的一切努力都无法避免最坏的情况发生。你也还会看见其他无辜的人，或者受到不公平伤害的人逝世。因此，即使你仍然愿意相信这个世界是有秩序的，好人会受到奖赏，恶人会受到惩罚，你的经历却与这些信念背道而驰。"

我们心中坚实的基础已然坍塌，一切基本的认识都变得支离破碎，我们开始怀疑生活的基本原则。不过，这其实是悲痛过程中正常的组成部分。所以，我们必须重新认识自己曾经坚信的真理，走出废墟，建立起新的基础。

失去目标

许多悲痛的人感觉失去了目标。毕竟，我们原本认为生命是可靠的，相信某个人一直会存在，从未怀疑过。突然，我们一无所有，只余下满腔疑问：为什么会发生这种事？如果一个人这样突然去世，那么我们在生活中努力奋斗、实现理想还有什么意义？布鲁克为凯勒守灵时，这个问题使她困惑不已。

"我曾经认为自己一直都是个成功者。我把自己的生活安排得很好，我攀上了一座又一座高峰，希望踏上更高的顶峰。凯勒去世后，我开始怀疑这一切努力究竟有何意义。我突然意识到，我根本无法保证自己能活到70岁，甚至能不能活到下个星期也不确定。那么，这些年来努力耕耘的目标究竟是什么？上帝随时可能夺走我们收获的机会啊。

我找到牧师杰夫，他是我的良师益友。我们经常一起吃午餐，他的话语总能令我感到安慰。看着坐在桌子对面的他，我只问了一个问题：'究竟什么是重要的？'他转述了一句话：'因为没有什么是重要的，所以一切都是重要的。'这个回答令我费解，在我的脑海里不断盘旋。我请他再解释一下。

杰夫解释说，长期展望或提前规划并不重要。当然，我们需要为将来做些准备，但过于关注就太傻了，因为生命是如此迅速地不断流逝。'你在这一瞬间所做的事情，就是最重要的。'他解释说，'你应该活在当下。为了明天而活，那不是真正的生活。'当时，我一直在考虑一些新的想法，我的写作生涯应该走向什么方向，下一个项目是什么。我不敢开始做任何目标的事情，因为我害怕永远无法完成。杰夫问我，此时此刻最重要的是什么。'走出悲痛。'我回答说。我们目光相触，我知道这就是最重要的。我会写下关于走出悲痛的文字，因为这对我来说很有意义，如果生活明天就结束，至少我今天过得充实满足。"

未来的事情并不重要，此时此地的一切才是重要的。学会活在当下，重视此时此刻的收获，这就是我们对逝者最好的纪念，也是我们自己最佳的生活方式。

重新定义自我

我们失去了一个人，往往感觉像是失去了自己的一部分。我们与那个人的关系越密切，就越需要重新定义自我。我们的身份中，很大一部分来自我们与他人之间的关系。通过其他人来定义自己，会使我们的生活更加充实。一位女士 30 多年来都习惯了作为妻子和母亲的身份，而后，在一次飞机失事中她失去了家人。身份还有，却不再有丈夫和孩子，空虚感油然而生。这就涉及必须重新定义自我。

重新定义自我是一个过程。涉及自省、勇气、重新发现。这需要时间。你不必完全忘掉自己是谁，只需适应未来。前面提到的那位女士，一直记得自己当妻子和母亲是什么样子。在之后的生活中，她通过回忆和行动，不断重温这些角色。的确，谁也无法否认自己的历史。

简单来说，问题变成了"现在要怎么办？"我们原本期待生活在特定的轨道上，但实际走过的道路与计划中的相距甚远。那么，先慢下来，把注意力集中在对自己的了解上，选择一件你确定的事情。如果你一直喜欢画画，希望将来成为画家，那就专注其中。一步一个脚印，等到你准备好了，再拼上自己的另一个"碎片"。

对于某些人来说，重新定义自我需要几个月时间，而另一些人也许会持续终生，但终究可以一片一片把自己重新拼起来。

现在最重要的是什么？

在重新定义自我的过程中，我们会问："重要的是什么？我现在的目标是什么？"我们为明天定下的一切梦想和目标，似乎都变得毫无意义，它们随时可能毫无预兆地破灭。"为什么要为了明天而活，而明天甚至都不一定存在？"

每个人都不得不在灵魂的道路上独自探索。我们必须重新评估自己优先考虑的是什么，把自己最优先考虑的事情、最强烈的需要和梦想，与日常生活融合到一起。

你优先考虑的是什么？对于你来说什么是重要的？你怎样才能过一种不同的生活？最重要的是，怎样使每一天都过得有价值？对逝者最好的纪念，就是让他们产生的影响在各种方面永久改变我们的生活。重新考虑自己的生活，把你优先考虑和热爱的事情放在最上面，这样度过未来的每一天。为了我们失去的人这样做，就是最好的哀悼。我们通过这种方式告诉他们，虽然他们已经离去，但他们改变了我们的生活，使我们过得更加充实。

寻找开始、中间和结束

在我们成长的过程中，生活由各种各样的周期构成。人们一年长一岁，我们在学校里度过每个学期，熟悉工作的流程，了解饮食和运动的周期。几乎所有东西都包括开始、中间和结束的周期。面对失去亲友的悲剧，我们也会不由自主这样做。除非当时就在现场，我们会寻找开始（发生了什么？）、中间（他/她有何感觉、反应、进展？）、结束（他/她是否处于痛苦中？他/她是否留下了最后的想法或话语？）。

我们很自然地与别人谈起所爱的人的最后时刻，一遍又一遍地讲，希望找出其中的意义，理解这个周期。有各种各样的方式能够了解到更多信息。警方、证人和医生都可以提供线索，告诉我们究竟发生了什么。等我们有了足够的线索，拼凑出一个故事，减少疑问，我们就能够更好地痊愈。

安·凯泽·斯特恩斯博士，《回归：在危机和死亡后重建生活》一书的作者，提出了以下建议："努力搞清楚，在亲友去世和遭遇危机时，对你来说什么是无法理解的，问问自己：最令我费解或不安的是什么？最令我困扰的是哪一部分？还有其他什么事情吗？"

在寻找你自己的开始、中间和结束之前，这样的练习很有用。把这些想法记录下来，有助你收集所需的信息。

布鲁克发现，她和她的母亲有着很多问题。

"以前我和母亲从来没有听说过过敏性休克这个词。我们完全无法相信这一切，在医院里什么问题也没有问。随着日子一天天过去，一个个问题接踵而至。凯勒一个月前也被蜜蜂蜇过，是不是毒液累积的结果？很久以前，他感到胸痛，却查不出原因，这与他的去世有关吗？有没有抽血检测确定他是发生了过敏反应？他的死亡证明书上写着他 12 点 54 分去世，而他的朋友们说，他在 11 点 15 分就已经失去意识，这段时间内发生了什么？

我尽可能做了些研究，然后打电话给医生，告诉他，我相信他已经尽力挽救凯勒了，我不会以任何方式质疑他的能力，这使他放松下来。我告诉医生，我的问题主要是想进一步搞清楚事件发生的顺序。我们谈了将近一个小时。

结合他的意见和我的了解，我相信，凯勒死于蜂蜇导致的致命反应。救护车赶到之前，或者几分钟后，他其实已经离世并处于无意识状态。医生们希望能发生奇迹才到 12 点 54 分宣告亡故，毕竟他这么年轻健康。医生在急救室里试了一切方法拼命抢救他，想把他从死神手中夺回来。

我了解到，蜂蜇过敏的问题并不遗传。也了解到，如果知道自己过敏，可以随身携带肾上腺素注射剂。肾上腺素可以减轻反应，争取更多治疗时间。有了这方面的知识，我找到一位过敏领域的专家，请他为我 3 岁大的女儿和我自己测试。他把采到的血样送到诊所进行过敏性测试，测试结果是阴性的，不会过敏。然而，由于人们随时可能变得对某种物质过敏，他还是给了我们两个肾上腺素注射包，这样我们就能更放心。虽然每年只有十人死于昆虫引起的致命反应，但对我来说，能够安心是很重要的。"

与别人交谈可以帮你获得所需的信息，了解到这件事情的开始、中间和结束，使你能够走出"发生了什么事？"的悲伤，走进恢复的过程。

为什么会发生这种事情？

为什么会发生这种事情？我们当然找不到具体答案。但我们会试着推测，想象出一些理由，为自己和家庭带来安慰。但最终还是不知道究竟。也许这就是意外失去亲友时，要面对的最困难的问题之一。西方世界的人们习惯了凡事总有答案。我们知道 2 加 2 等于 4，知道宇宙飞船可以发送到月球再回来，知道养老保险制度能够保障我们以后的生活，我们的花园在 5 月一定会鲜花盛开。我们习惯了寻找答案，很难忍受没有答案的状况。

然而悲痛的过程中，最大的挑战就是"只有问题没有答案"。诗人莱纳·玛丽·里尔克意味深长地说："现在，就带着疑问生活下去吧。度过很长一段时间后，也许你会在不知不觉中找到答案。"

布鲁克最终相信，总有一天她会找到答案的。

"很多人问我，这种信念来自何处。它来自于很多个努力寻找答案的夜晚。我列出了每一种可能性、每一种顺序，想要搞清楚为什么会发生这种事情。但这都没有为我带来答案，也几乎没有带来安慰。这一点很难接受，我很难不再寻找答案，就此接受一无所知的事实。

一天晚上，我把自己的心向整个宇宙敞开。我对地球、对这个世界说：'我无法理解，但我已经准备好不再努力理解这件事。我愿意接受，宇宙知道得比我更多，等到我准备好了的时候，我自然会理解。到了那时，希望我的心能够获得平静安宁。'

平静安宁不是一夜之间就能实现的，但终究会来临。随之而来的，是一种新的信念。这种信念与我以前相信的不同。这种信念使我知道，有人会陪伴我、引领我，了解我必须知道的事情。这种信念使我能够接受未知，而非一定要找到答案。我相信一切都有其过程，一切都会在适当的时间真相大白。"

我们是否能够走出悲痛？

重要的亲友突然去世，要从中恢复过来，是一个终生的过程。痛苦确实会随着时间减轻，但悲伤仍然时不时袭来。那个人去世11周年时，悲伤袭来；你的儿子或兄弟原本应该高中毕业的日子，悲伤袭来；当你看到一对夫妻在公园里散步或者小孩在沙场中玩耍时，悲伤袭来；甚至当你已经再婚、过得很快乐时，悲伤仍会袭来。西格蒙德·弗洛伊德给一位失去儿子的人写了一封信："虽然我们知道，我们所爱的人去世后，剧烈的痛苦终究会逐渐平息下来，但我们也知道，悲伤不会完全消失，我们永远不可能找到能够替代他的人。无论是谁来填补这个空白，即使表面上填补得完完整整，但仍然是不同的。生活就是这样。我们不想放开曾经的爱，这是唯一能把它延续下去的办法。"

期待你再次找到幸福，感到强烈的喜悦。一切都会有所不同。期待好日子要多于坏日子，这个愿望会实现的。期待重新认识到生活的重要性。我们意识到，悲痛会随着时间变化，就像马德琳·莱因格在一本书开头的引言，同时也是凯勒母亲的诗，题为《悲痛》：

　　"你没有走出悲痛，

　　你只是走过悲痛，

　　你没能躲开悲痛，

　　因为你无法绕过悲痛，

　　不会'变得更好'，

　　只会变得不同，

　　每一天……

　　悲痛展现出新的面孔。"

　　盖伊·亨德里克斯的著作《学会爱自己》中，建议以另一种方式来看待痛苦的事情和感情。"……痛苦的感觉就像原野上的篝火。起初灼热无比、难以接近。之后一直在闷烧。再后来，你可以在地面上行走，不会感觉到疼痛，但你知道火焰其实仍然存在。按照你自己的方式前进，但一定要再次行走在地面上。你必须这样做，因为那些你远远躲开的东西，反而会操纵你的生活。"

6

Six

与其他人相处

"走开。不要打电话。不要和我说话。

我听不到你在说什么，我敢肯定，你也不会听我说。

如果你想帮助我，为我带些食物。

否则，走开吧。"

——斯蒂芬妮·艾利克生《穿越黑暗的同伴》

处于悲痛中，我们的世界发生了变化，我们会感到很难与其他人相处，尤其是那些从未亲自经历失去亲友的惨痛的"其他人"。我们的世界观已经完全不同，这在许多方面改变了我们，曾经应付得轻松自如的人际关系，如今变得很困难。但我们又不得不与人交往。在这一章中，我们将研究与人际关系相关的问题，这也是我们需要攀登的险峰。

击中痛处

失去孩子的父母，看到其他父母带着孩子时，会感到十分难过。寡妇难以忍受有很多夫妻出席的场合。很难预料哪些情况会击中你的痛处。其中有一些你可能做好了心理准备，但也有一些，会在某些时刻或场合突然浮现出来。

一位失去丈夫的女服务员说，丈夫去世 6 个月后，便回到工作岗位。丈夫去世将近 1 年的一天，一对夫妻顾客走了进来，男士看起来与她丈夫年龄相仿。他要了她丈夫最喜欢的酒。"我一下子崩溃了。好几个月以来，我一直以为自己已经恢复过来，但突然之间，无法抑制的悲痛喷涌而出。"

如果你能够控制得住，尽量不要让自己面对这些环境，除非你已经完全准备好了。这里不存在"时间限制"，与别人相处的方式没有"对错"之分。不需要别人说服你应该怎样做，你只需按照自己的心灵和身体的提示去做。如果突然面对这类情况，使你产生强烈的痛苦，先离开一下，找个地方把自己的情绪宣泄出来。

你变成了一个不同的人

布鲁克发现，凯勒去世后，她变成了一个不同的人……

我记得，凯勒去世几周后，我和一个好朋友通电话。她在告诉我什么事……我已经不记得了。她停顿了一会儿说："布鲁克，你听起来不像你了。"

我不假思索地回答："我不再是三个星期前那个人了，我永远不可能变回那个人了。"

这个回答连我自己也感到惊讶，我把这件事告诉了我的治疗师，她在帮助我面对我兄弟去世。"你当然已经不是原来那个人了，"她说，"你需要知道自己现在已经变成了一个不同的人，这对你来说是有益的。"

但之后我很快感到害怕。我开始怀疑自己该怎样和所有老朋友相处，毕竟我现在对于世界、人生和我自己的看法已经完全不同了。我以前和朋友们讨论的事情，已经显得微不足道。我们曾经激烈地讨论工作问题和感情生活，如今看来似乎很傻。我想朝他们大喊大叫，对他们说："相信我，只要你还在呼吸，生活就没有那么糟糕。"虽然我的朋友们会陪我一起伤心，但他们并不能完全理解。

一天晚上，我告诉妈妈，我觉得自己没办法再和不认识凯勒的人保持友谊，因为他们无法理解这一切。我妈妈劝我，让时间来抚平一切。但我还是远离朋友们，不再打电话约人共进午餐，不再参加定期安排的活动。我不想假装自己还是以前那个人，还是他们记忆中的布鲁克。

一天早上，好朋友萨拉来家里找我。她建议我们一起吃早餐，一块出去吃，或者她买点蛋卷带回来。她坚决的态度使我不由得微笑起来，最后我们一起出去吃了顿不错的早餐。令我惊讶的是，整个过程都很和谐。我们谈到了各种事情，关于凯勒、关于工作、关于我这周过得怎么样。她会认认真真地听我说，她陪伴着我，陪伴着"新的"布鲁克。

也有一些其他朋友让我感觉像是无法跨越的桥梁。但我从萨拉那里学到了，关键是要给每份友谊一个机会。友谊可以跨越桥梁、跨越世界。

欢笑是可以的

杰奎林·米查德的小说《海洋深处》中，描绘了不可思议的一幕。一个家庭的儿子被绑架了。孩子的母亲贝丝，坐在警察凯恩蒂的办公室里，她们成了好朋友。在整个搜索过程中，母亲一直神情严峻、沮丧、孤僻。有一次，女警察说了些什么使母亲笑起来。但她的笑容只出现了一瞬间，忧郁的表情又染上了她的面庞。她觉得在面对苦难时不应该笑。以下摘自这一幕场景：

凯恩蒂拿起一张广告传单。"瞧这个产品，像不像是在哭着求救。"

贝丝笑了起来，但忧郁瞬间又笼罩了她的眼睛，感觉她几乎要窒息了。凯恩蒂站了起来，不断在办公桌旁走来走去。

"贝丝，贝丝，听着，"她说，"你在笑。你只不过是笑了起来。并不是说，处于我们这种境地的人就不能笑了。欢笑、读一本文森特的书、吃你喜欢吃的东西，这不会影响我们的运气或者那件事情的结果。"贝丝开始哭了起来。"你一定要相信我，"凯恩蒂继续说，"你是不是觉得，如果你看电影、听音乐，或者做任何令你感觉稍微好一点的事情，这些短短的幸福时刻，都是应该受到惩罚的……"

虽然这是绑架事件中的一幕，但我们许多人也会产生类似的感受。有时，很难欢笑。我们对自己"还活着"感到内疚。我们觉得，欢笑会使我们的悲痛不那么真实。我们的记忆会不会褪色？别人会不会认为，我们并没有那么怀念去世的人？

如果悲痛也有明确的规则，那该多好。我们看起来应该是什么样？我们应该做出怎样的行为？如果我们看起来很高兴，人们会怎么想？试着逃离所发生的一切，把悲伤暂时忘掉一小会儿，这样可以吗？

答案只在你的内心。你不需要为了别人的看法，决定自己要怎样做、怎样表现。不要担心别人会怎样看待你。逃离一小会儿没问题，去看一出喜剧——去欢笑。

十日综合征

刚刚失去亲友的最初几天，会有很多人来访，为我们带来食物，很多人愿意帮忙，很多的电话、鲜花和吊唁。之后，十日综合征开始显现。随着日子一天天过去，电话、哀悼和安慰逐渐减少。其他人都回到了悲剧发生之前"他们的"世界中。而我们的漫长而艰难的悲伤旅途却刚刚起步，我们需要的支持，比之前任何时候都要多。

多洛雷斯·达尔在她的著作《突然而至的孤独》中写道："电

话、来访者、食物……你去世后还有这么多事要做，我没有时间寂寞，没有时间来消化你已经离去这一事实。难以置信和混乱不堪的最初几天中，家里充满了支持和爱，几乎令我不堪重负。但很自然的，追悼会结束后不久，大家都回到自己家、自己的生活中……只留下我一个人。"

其他人的世界一如既往，而你的整个世界就此停滞，为此你烦恼不已。一天晚上，布鲁克和母亲讨论了这种情况。

"母亲终于强迫自己外出购物。这是凯勒去世后她第一次出门。在外面，她看到一些女性朋友结伴购物。她们欢笑着，选好商品，放进购物车。我母亲远远看着，心里无法理解——她们的生活怎么能这么自然地继续下去？难道她们不知道我经历了什么？

在电话上，我们讨论着，在我们亲身体会这种事情之前，我们也认识一些失去亲友的人。在当时，就像别人现在对待我们的方式一样，我们寄出一张慰问卡，打了个电话，或者去吊唁一次，然后就回到自己的生活中。"

人们几乎无法为你做什么，只能遵循过去的惯例，通过电话、信件或礼物表示吊唁。只有那些曾经亲自在这条痛苦的道路上走过的人，才知道前面还有怎样的痛苦在等待着你。十日综合征袭来时，你需要的就是这些人，这些人可以确保你在未来一年中获得支持。

不断重复那个故事

我们在痊愈的道路上不断前进，一整周过得不错。可是如果遇到一些不知道我们刚刚失去亲友的人，一切就不同了。布鲁克的母亲好几次遇到了这种情况。她居住在威斯康星州乡下小镇，很多人在这个地方有避暑别墅。凯勒是在秋天去世的。第二年夏天，许多回到这里的熟人问："你的儿子和女儿怎么样？"她讲述着去年秋天和冬天发生的可怕悲剧，过去的悲痛重新袭来，威力只增不减。

不幸的是，这个问题无法解决。最好的办法就是，提前考虑好如何处理这种情况。如果你不想谈论那次事件，可以这样说："冬天时我失去了儿子，不过我现在还没有准备好谈论这件事。"这样说也许有点无礼莽撞，但这是你的权利。不过也有些人认为，讲述那次悲剧能够为他们带来安慰。

尴尬的问题

社交场合总是会谈到家庭。"你有几个孩子？""你有兄弟姐妹吗？"或者"你结婚了吗？"我们经常会遇到这些问题。也许很难应对。布鲁克从威斯康星州搬到俄勒冈州后，就有过这种经历……

我住在一个邻里和睦的社区里，邻居们经常聚会。因为我是"新来者"，很多人会问我，我从哪里搬来，我的家庭生活，我是否有兄弟姐妹。他们是希望通过友好的谈话，进一步了解我。第一次我回答说："我有一个兄弟，但他半年前去世了。"正和我交谈的女人立即不知道说什么好。我们尴尬地沉默着，都不知道该怎么走出这种境况。几分钟断断续续的谈话后，她才多少放松下来。我知道像这样的事情很快会使别人感到不舒服，但我应该怎么说呢，毕竟她已经问了这个问题！

之后，当有人问我有没有兄弟或姐妹时，我只回答"没有"。然后那个人又会问我："作为独生子女长大是什么感觉？"于是我不得不解释，我直到20多岁才变成"独生子女"……

我终于想出了两种感觉比较自然的回答。我会说："我有个兄弟，但他住的很远，我们不常见面。"或者："我有个兄弟，他在一年前去世了，但我仍然感觉和他非常亲近。"这两种回答似乎都能把问题应付过去。

在一段时间内，我们也许更想独自一人蜷缩起来，但如果能够做到，和其他人相处也很重要。一般来说，刚开始最好每次只和一个人相处。迈出第一步，和别人交谈。按照你自己的步调去做。不必因为自己还不能"回到生活中"，而感到愧疚。心情恢复平静需要时间。顺其自然，让自己从容一点。

7

Seven

艰难的日子：节假日、纪念日等等

"传统就像规则，虽然用意好，也流传了很久，
但和规则一样，传统也是用来打破的。
孩提时代，我们总是找机会打破规则和传统，
寻找另一条不同的道路。这不也是一种乐趣吗？
改变饮食，改变住所，创立新的传统；
你的生活已经彻底发生了变化，传统也应出现变化。"

——斯科特·米勒《对假期中感到悲伤的人们的忠告》

节假日、生日，以及其他与逝者相关的特殊日子，都会带来特殊的挑战。与这些场合相关的情绪也随之阴沉灰暗。尽量不要因为偶尔出现的挫折而忧虑。本章将告诉你可能遇到的情况，并给出一些建议，便于你及时做出选择。

生日

每到逝者生日，你都会重温失去亲友的痛苦。

到了自己的生日，你会想，为什么自己仍然活着，而他们已经死去，这就很难为自己的生活庆贺，哪怕只是片刻。当你的年龄达到或超过了去世的哥哥姐姐的年龄，你会难以置信自己的年龄会变

得比哥哥姐姐大，这是一种奇怪的感觉。

许多人会自行订立仪式来庆祝逝者的生日，这能为他们带来慰藉。也许你可以邀请一些和你一样了解逝者的人，让他们围绕着你。也许你可以在大自然中散步，什么都不必顾忌，只需怀念、哭泣、怒吼、大声喊出一切。

忌日

有些人也许整整一年都感觉"良好"，应对的还不错，直到去世一周年忌日才发现，自己其实仍然悲痛难抑。某天早晨醒来时，你心情沉重，却不知道究竟是什么让自己如此烦恼。猛然，你想起来了，这一天正是你所爱的人去世一周年，或其他纪念日。

周年忌日那天及前后几个星期，许多悲痛的人会产生短期抑郁症，感到不适、悲伤和抑郁。也许你能找到一些办法，比如草药、维生素和各种治疗，帮你度过最艰难的时刻。支持网络也能带来有益的帮助。

一些宗教传统中有关于忌日的规定。例如犹太教的教律中，列出了周年"忌日"的仪式。在这种日子里，人们需要把情绪释放出来。每年要擦拭墓碑，在家里专门点燃一支蜡烛。即使你信仰的宗教没有这些规定，每年忌日，你也会浮现出更深刻更强烈的感情。把忌日作为一个感受悲痛的机会吧，感受一些至今未能表现出来的情绪。

在其他纪念日，你也可能感受到"特殊的情绪"，这些日子包括：

你看到心爱的人活着的最后一天，
你们初次见面那天，
你们结婚或订婚那天，
维持生命的仪器拔掉插头那天，

你终于认识到他们已经去世那天，

你们一起旅行的周年纪念日。

也许还存在着其他纪念日。如果预先认识到这些纪念日会对你的情绪产生影响，你就不会太过惊讶。在日历上做好标记，专门定下计划。可以的话，做些特殊的安排（例如，请一天假不上班，为孩子们临时找个保姆，留出时间找个地方独处，扫墓等等）。也许你想在忌日举办一些仪式。

婚礼

如果你失去配偶不久，还处于服丧期，参加婚礼也许是一件痛苦的事。新郎和新娘看起来这么快乐，可是"难道他们不知道，这一切可能在几秒钟内成为泡影！"新婚夫妻跟着牧师说出结婚誓言，你听到"直到死亡将我们分离"，泪水瞬间涌上眼眶。如果你失去了年轻的儿女，会感到愤怒和悲伤，因为你已经永远无法看到他们结婚，不会看到你的孙子等。如果你处于哀悼的最初阶段，最好不要出席婚礼仪式，不妨只参加仪式后的宴会。或者留在家里，送去一份礼物。对于新郎新娘和他们的家人来说，这是欢庆的一天。如果他们避开你，尽情享受喜悦、举办庆祝活动，不要感到惊讶，不要认为他们的行为是针对你个人。

如果是你自己结婚，做好准备，婚礼当天你的情绪会如洪水一般爆发。也许是各种各样难以承受的愤怒——"妈妈原本应该来到这里，坐在前排。现在我却只能看着一把空椅子。这不公平！""我的妹妹本来要当伴娘，我最好的朋友本来一直盼着给我当伴郎！"

你可能会流泪，喜悦和悲伤。一定要在花束或上衣口袋里放好纸巾，提前让牧师知道你刚刚经历过什么。你也可以要求牧师在仪式中留出片刻时间为逝者默哀，点燃一支蜡烛，怀念你所爱的人。

帕姆作为一位多教派的牧师，主持过很多婚礼。以下是摘自新

娘刚刚失去母亲后举办的一次婚礼。你可以根据自己的需要,在仪式中加入这些话或类似的语句:

让我们点亮这些蜡烛,纪念所有在我们之前去世的人,我们能感觉到他们的爱和存在,特别是丹尼斯的母亲,露丝。我们能感觉到她今天正和我们在一起,为这个神圣的婚礼仪式给出了特别的祝福。我希望、我祈祷,丹尼斯和迈克尔的家人们,无论在人世还是在天堂,将尽一切所能帮助这两个人维持和加强他们之间的纽带,建立起他们自己的家庭。

节假日

失去亲近的家人后,节假日等特殊场合也会变得痛苦起来。假期往往充满了家庭传统和回忆,此时,所爱的人已经不在,我们的心里空了一大块。努力建立一些新的家庭传统,可以帮助我们更轻松地应对这些日子。

美国退休者协会(AARP)在文章《丧偶者常见问题》中给出了一些建议。

■提前计划,有助于缓解压力。
■确定重要次序,更容易排除使你感到不愉快的元素。
■建立新的家庭传统,使你的生活进入了一个新阶段。
■在谈话中提到逝者的名字,可以帮助别人谈论他们。
■表现出你的感受,如哭泣,大多数人会理解和接受。
■看看你能够帮助谁。助人乐施会令人感到满足。
■给自己买一些特别的东西,对自己好一点。
■珍惜你的回忆。随着时间的推移,回忆将弥足珍贵。
■给自己更多的时间来完成工作,对自己要有耐心。
■抽出时间休息放松,缓解悲痛的压力。

最重要的是，度过假期时，轻松一点，对自己温柔一点。

节日传统

不必始终坚持以前的传统或做法，你的家庭已经发生了变化。不妨建立新的家庭传统。如果你总是在家度过圣诞节，可以考虑租个度假小木屋出去住几天。如果你总是早早立起圣诞树，今年可以晚一点。如果你总是自己烹调晚宴，这次不妨出去吃。总之，做些不一样的事情。节假日来临的时候，回忆变得十分强大。如果希望节日中仍能快乐，最好的办法就是改变以前的习惯。凯勒去世后，布鲁克的家庭就改变了他们的传统做法。

"凯勒是在圣诞节前两个月去世的。我和妈妈已经为节日买了很多东西。随着圣诞节临近，我们仍然沉浸在浓浓的悲伤中，我们不知道该拿这些礼物怎么办。最后决定都送给凯勒的朋友们。我们改变了以前的习惯，没有在母亲那里庆祝圣诞节，而是请她来我家。凯勒仍活在我们心里，但我们已经学到，必须在一定程度上走出痛苦，参加各种活动，建立新的家庭传统，可以帮助我们在生活中继续前进。"

布鲁克的做法，其实是在纪念我们失去的亲人。这看起来像是不再怀念我们所爱的人，或者已经从我们的回忆中走出来，但事实上，在生活中继续前进，就是我们对他们最好的怀念。

节假日来临时，伊丽莎白刚刚成为寡妇，她同时也是一位母亲。她和我们分享了她的故事……

"节假日，哦，救救我……让这些节假日走开！16 年前，我刚刚成为寡妇，还带着两个年幼的孩子，我毫无头绪地为了感恩节和圣诞节忙活，我还记得当时我的想法。今年我们就不能忘掉这些事吗？世界上其他人不知道我有多么痛苦吗？我和我的支持团体里另一个悲伤孤独的女人一起度过感恩节。我邀请她和她的孩子到我家来，一起吃火鸡晚餐。这样我就不用单独面对切开火鸡的那一刻（这件事每年都由我丈夫来做，他的刀法总是很棒）。不管怎么说，我总算过下来了，虽然自己也不清楚究竟做了些什么，只记得耳边传来快乐的圣诞颂歌。

第一年的圣诞节感觉很奇怪。我和两个孩子一起打开礼物，然后就坐在那里盯着圣诞树，想象着把所有装饰品狠狠扯下来，然后把整个客厅付之一炬的情形。后来，我一动不动在绿色客厅椅上至少坐了2个小时。"

去哪里度过节假日？

一定要去哪里度过节假日吗？为了他人着想，你必须假装幸福欢乐吗？如果今年想要庆祝节日，这合适吗？在这些事情上，我们需要倾听自己内心的想法。如果你需要独处，没问题，你可以自由选择。你可能不得不为孩子着想，庆祝节日。这也很好，这些事情也能带来不少乐趣和鼓舞。你需要照料一些人，满足他们的生活需求，但不需要为了照料别人假装"一切都没事"。

如果你在节假日期间去拜访亲戚朋友，请让他们提前了解以下问题：

- 我可能会比你希望的更早离开。（这些日子我很容易疲劳，因为我处于强大的压力之下。）
- 晚饭后我可能需要自己去散步。（很难在一个幸福的家庭里待太长时间。）
- 当我听到某些音乐时，可能会意外哭起来。（对幸福生活的回忆，使我很难忍住眼泪。）
- 我可能不会吃你递给我的所有食物和糖果。（我的胃口不像以前那么好了，我可能觉得一切都"难以下咽"。）

节假日带来各种痛苦的感情中，抑郁症是最难应对的问题。家庭成员都聚集在一起，每个人都这么快乐，而你的生命中，却出现了一个空洞。走在商场里，你看到一个完美的礼物，正适合送给你失去的那个人，泪水会突然涌出眼眶。也许你已经为去世的人买了礼物，那些东西就放在圣诞树下，包装得好好的，还没有开封。节假日定期出现的悲伤会不断地使我们感到痛苦。去当志愿者，帮助贫困和饥饿的人们，也许能为你带来一些安慰。去帮助别人，帮助更加不幸的人，或者有着类似经历、失去亲友的人们，可以使你暂时忘掉自己的悲痛。

支持团体能够为你带来帮助。那些有着同样经历的人，可以把自己的经验介绍给你，使你能够更轻松地度过节假日，或者在你需要的时候，提供一个让你依靠的肩膀。

新年快乐？

现在，你已经步入另一个阶段，对于未来也开始出现乐观情绪。祝贺你！你正走在痊愈的道路上。朋友和亲戚们也许会出于好意提出各种意见："新年到了——是时候重新开始了，生活还得继续下去，别再哭泣，别再垂头丧气了。"关键是要记住，即使别人提出建议，或者担心你，你的恢复过程仍要由自己决定。痊愈的时间表，是你的时间表，而不是他们的。你只需知道这是新的一年就够了。如果去世是两年前的事情，你会错误地认为，既然已经恢复了两年，现在感觉应该更好。但不要被时间骗过了。

新年时，除夕庆典（或任何这类庆祝活动），都可能会使你陷入深深的悲哀，要么是想到与逝者一起度过的幸福时光一去不返，要么是带来了其他并不愉快的回忆（如醉酒和不安全驾驶）。无论是哪一种情况，无论你走到了哪一个阶段，最重要的一点是要尊重自己的想法。你可以按自己想法安排新年仪式，点燃一些蜡烛（每一支蜡烛象征着你自己度过的每一月、每一年），焚一些香（象征着烧掉旧的事物，带来甜美的新的气息），给自己倒一杯葡萄酒或苏打水，和自己干杯。这个时间也许很适合思考一下自己的感情，与去年的此时比较一下，确定自己已经走到哪个阶段。去年，你可能只想躺在床上，用被子蒙住头。而现在，每周只有 3 天想留在床上，也不必用被子蒙住头！这些都是不小的进步，值得自我表扬。

下一年

下一年，伤痛会有所减轻。下一年，你的生活中会更快乐。下一年，你开始听音乐。下一年，你也许能够付出更多，更愿意帮助别人。无论你走到哪里，新的生活始终在等待着你。下次，在特殊场合中，在周年忌日或节假日时，你会感觉到控制力更强一点，痛苦更少一点，一切都变得不再那么艰难，你重新开始庆祝生活——总有一天会的。

8

Eight

独自悲痛，一起悲痛：了解男人和女人
分别是怎样悲痛的

"需要一个强大沉稳的人。

通晓人心，能够了解我内心深处的悲伤，

足够强大，能够倾听我的痛苦而不会逃离。"

——乔·马奥尼神父《关注警察遗属通讯》

了解男人和女人在悲痛中有何区别，有利于更好地互相理解、彼此支持。本章是基于大多数男人和女人面对悲伤时的反应，其中也存在着大片交叉地带。这是一般模式，并非一成不变。

男人和女人自幼接受的教导，就是以不同的方式处理自己的情绪。要理解或支持一位异性，首先需要了解这些差异，才能避免沟通中的误解。主要差异可以分为三个方面：（1）解决问题，（2）应对悲痛，（3）沟通。

解决问题和面对挑战

男人和女人的沟通障碍中，最主要的一点就是谈话中重点是什么。女人一般会找人交流探讨，而男人一般着眼于"解决问题"。男人通常把"解决和思考"放在"感觉和表达"前面。面对悲痛，一

个男人首先考虑的是如何支持他的家人，成为家里的主心骨，然后才顾得上考虑自己的感情。

许多男人认为，他们要负责照顾家庭。把自己视为养家的人，这种信念使他们很难把情绪表现出来。作为家里的"保护者"，如果直系亲属去世，男人可能会感到内疚，或觉得自己很失败，还会使情况变得更复杂。男人面对挑战或问题时，最常见的反应是采取行动或寻找答案。

女人更倾向将人与人之间的关系视为生活的中心。女人最重视的就是与丈夫和孩子之间的关系和感情，把这些看得比她自己都重要。面对意外死亡时，许多女人更关注的不是"外部世界"、怎样"走过去"，而是房子里面的家庭生活。对于女人来说，针对彼此关系，做坦率诚实的交谈，是解决问题和面对挑战时最重要的一步。

应对悲痛

要认识到，每个人对于"支持"的定义都不尽相同，我们需要尊重和接受别人的定义。社会传统使男人们相信，他们是带头人，应该自力更生。男人希望能够自己照顾好自己，满足自己的需要。女人往往习惯于相信自己需要别人的帮助，习惯于和其他女人进行交流。悲痛袭来时，男人一般没什么机会与别人分享自己的情绪，愿意寻找独处的时间，女人则更趋向于寻求支持团体的帮助。

男人不喜欢让自己的烦恼成为别人的"负担"，认为悲痛属于"自己的问题"，应该靠自己克服。留出时间在私人环境中"努力克服"悲痛，这样他们才能更好地应对悲痛。男人更适合体力上的发泄，击打沙袋、跑步、壁球。

女人往往通过谈话或日记释放情绪。

布鲁克的兄弟去世后的一周，她母亲希望把小阁楼清理一下，里面塞满了很多年没用过的杂物。这些算不上她儿子留下的纪念品，这是一次家庭日常生活大扫除，试着把一片混乱理出个头绪。布鲁克的丈夫安迪带来了一个巨大的垃圾箱。凯勒的十几个男性朋友赶来帮忙。他们热火朝天地把不要的东西统统扔进垃圾箱。他们打破了玻璃，弄坏了门。他们发泄、清理、扫除。最终，垃圾箱被没用的杂物塞满了。阁楼清理得干干净净，地下室也不再一片杂乱，他们的灵魂也多少轻松了一点。悲伤的旅途才刚刚开始，通过这个过程，他们把一些愤怒释放了出去。

发泄的过程不一定要这么夸张，橄榄球、击打沙袋等任何健康的体力活动都有助于释放被压抑的情绪，有助于走过悲伤的旅途。

沟通

女人更容易把自己的想法和感情清楚地表达出来。女人往往会花费很多时间与其他女人一起讨论情绪问题，表达感情对她们来说很自然也很容易，从而导致女人很难理解男人为什么就做不到。

了解我们的感受，以及通过语言来表达我们的感受，这些能力并不是天生的，而是需要后天学习的。如果一个家庭在日常生活中常常谈到感情，在这样家庭中长大成人的孩子，也更容易表达自己的感情。反之，一个很少讨论感情的家庭养育出的孩子，面临复杂情感时会很难诉诸言语。在男人的圈子里，表达和发泄感情并不常见。如果女人想让男人把感情表现出来，往往双方都会变得更沮丧。女人感到沮丧，是因为她们觉得对方把自己"封闭"起来；男人感到沮丧，是因为他们没办法像女人希望的那样，找到合适的话语来表达自己的想法。

女人就自己的悲痛与男人沟通时，可能会觉得对方没能"倾听或理解"她的想法。而男人受到的教育是要安静地、隐忍地处理自己的感情，他可能无法以她需要的方式做出回应。如果强迫他谈论或分享悲痛的感觉，男人可能会觉得自己的需要得不到尊重。其实，女人努力与他沟通，是因为她觉得这是应对悲痛的最佳方式。

对于男人来说，"只要听我说就好"的要求困难得令人难以置信。男人讨厌看到别人的痛苦，如果他们关心的人感到痛苦，他们会认为自己有责任阻止或"解决"这种状况。但关键是，女人需要的只是一个能够听她说的人。对于女人来说，在倾听时她们也会密切关注男人的非语言沟通方式，如身体语言。

我是个男人，好像所有的自救和支持团体都是针对女人的。我感觉找不到需要的支持和帮助。

男人的悲痛与女人不同。他们往往是沉默的、孤独的哀悼者，让自己沉浸在各种日常工作和象征性仪式中。他们倾向于以理智的方式面对悲痛，旁人可能会草率地把他们看作是冷酷和漠不关心的人。其实他们对于失去亲友也有着深刻的感受，同样也处于悲痛的深渊中，但他们即使面对最亲密的人，也无法表达出来。

男人倾向于"自行克服"而非寻求支持。但如果他们能找到合适的支持网络，会发现自己与其他男人之间有着强烈的联系，也找到了一个安全的地方来表达感情。有人建议科恩参加一个完全由男人组成的悲痛支持团体。一开始他并不情愿，几个月后才去参加了一次聚会。聚会结束后，科恩感到自己的痛苦减轻了不少，他眼含泪水谈到："每次看着我妻子，都会在她脸上看到我女儿的影子，我曾经觉得我是纽约唯一一个这样子心脏被撕裂的男人。"专家称，并不存在"男子汉"特有的悲痛方式，应对失去亲友的悲剧，多是由个性决定的，而非性别。不过，也存在一些固定看法，如：一个失去妻子的男人，估计会伤心两三个月，然后"振作起来"，继续生活。

在美国1300万丧偶人士中，寡妇和鳏夫的比例是8∶1。没有几个人想过失去妻子的男人是多么茫然失措。社会期待男人"迅速走出悲痛"，却几乎没有为男人们提供相关的支持。

牧师吉姆·康韦也是《男人的中年危机》一书的作者，他笃信团体治疗的效果。吉姆的妻子去世后，他加入了 4 个悲痛支持团体，他觉得悲痛支持团体就像戒酒组织一样。"当我说'我很悲痛'时，我不必解释这是什么意思。我只需到那里坐下来、倾听、哭泣。我需要知道我是正常的。在过去的一年时间里，我去那里的主要目的已经从寻求帮助变成了帮助别人，我知道，我已经能够在生活中继续前行。"

不同的损失，不同的世界：当夫妻中的一人经历悲剧时

布鲁克生于一个小家庭，家里只有父母、兄弟和她自己。到了 2007 年，原本的 4 口之家只剩下布鲁克和母亲。布鲁克的丈夫安迪来自一个大家族。安迪有 5 个兄弟姐妹，其中大部分已结婚，有自己的孩子，他祖父母仍然在世，再加上叔叔婶婶，堂兄弟姐妹，2006 年感恩节，聚在一起的有 41 口人和 10 条狗。

布鲁克的兄弟突然去世后，那年，她参加安迪家庭的感恩节聚会。这个大家庭里充满了欢笑、嬉闹、分享。在大家彼此交流的开心时刻，她却感到与人群隔绝、孤独一人，内心放大了自己的家庭失去亲人的悲剧。感恩节之后，布鲁克把这种感觉告诉了丈夫，希望"一两年内"不参加这类活动。他完全能够理解，并向母亲做了解释，避免伤感情。她看着丈夫兄弟姐妹们交流互动，心底深处在想，他们真的知道拥有彼此是多么幸运吗？她开始尽一切机会鼓励安迪与他兄弟姐妹们保持密切联系。

迄今为止，安迪家庭没有经历过任何突然失去亲友的悲剧。愿上帝保佑，他们永远不会遇到这类事。在布鲁克和安迪 13 年的婚姻生活中，他们看待世界的角度相当不同，因为她已经走过了悲伤的旅途，而安迪还无法理解。但悲剧并没有使他们疏远，而是令他们更加亲密。布鲁克将此归功于：

- 悲剧发生时，安迪保证会陪在她身边，听她倾诉。
- 安迪懂得如何倾听. 他知道这里没有"答案"，布鲁克的痛苦

是无法"治愈"的。

●布鲁克的认识和需求发生变化时，安迪保证会尊重这些变化，即使他并没有亲身经历过、很难理解。

●安迪不会给悲伤设置"时间限制"，布鲁克需要的时候，允许她给自己留出空间或者把自己封闭起来。

●布鲁克愿意尽可能分享自己的一切感受。

●布鲁克在大家族里感到孤独和痛苦时，她会诚实地说出来，而很多人可能说不出口。

男性风格的悲痛

特里·马丁和肯尼斯·约瑟夫·多卡在《与悲伤共渡：走出亲人邃逝的丧恸》中给出了如下总结："男性风格的悲痛往往是私下里的，主要受思想而非感情支配，注重行动。虽然这种悲痛方式主要出现在男人身上，但许多女人也会采取这种应对模式。传统的治疗方式鼓励悲痛的人们公开分享他们的痛苦感受，回忆不幸的事件，但男性风格的悲痛者也许最好私下处理自己的感受，尊重和鼓励控制自己的情绪。"

马丁和多卡描述了一般男性风格悲痛模式的特点。

■压抑或淡化感情。

■思想优先于感情，往往占据主导地位。

■重点是解决问题，而非表达感情。

■释放出来的感情往往夹杂着愤怒或内疚。

■失去亲友后，通常以运动的方式进行内部自我调整。

■私下里也许有着强烈的感受，但并不愿与别人讨论。

■亲友去世后，往往在葬礼仪式上就立即把强烈的悲痛压抑下去。

由于男人往往有着不同的悲痛方式，组织或参加一个完全由男人构成的支持团体，是非常有用的。

提供给悲痛的夫妻的指南

如果你们是夫妻，正一起面对亲友去世的悲剧，以下内容也许能够帮助你们走过悲伤的旅途。

一起阅读这部分内容

重要的是，你们都需要理解悲痛，认识到悲痛会对夫妻二人产生怎样的影响，提出问题，如"你的感觉也是这样吗？"或者"你想试试这样做吗？"

找到更多的支持

许多人希望伴侣能够满足他们的所有需求，这是不现实的。对他们的伴侣来说，压力也太大了。我们需要各种不同的人来满足我们的各种需求。在悲痛的情况下也是如此。为了渡过难关，我们需要很多人的帮助，不仅仅只是伴侣。

在外面讨论问题

家庭环境中充满了各种情绪和回忆。专门抽出时间，离开家里到外面讨论交流，有助于克服情绪复杂和精神不集中的问题。在这一片混乱的状况中，抽出时间休息一下。出去吃晚饭，把注意力集中在彼此身上，尽情讨论快乐、疑问、痛苦和生活。

给对方写个便笺

治疗师汤姆·金说："我认识一对夫妻，他们一谈起悲痛就感觉很糟糕，但是当他们给对方写下便笺时，就能更好地理解彼此。不妨试一试这样做。"他还说过："给男人更多的时间，有一种办法就是写信给他们，而不是与他们交谈。给他写一张便笺，他可以随身携带、反复阅读，在自己方便的时候做出回应。还有一个优点是，使用书面语言而非口头交流，不需要注意"语调"。

传达你的需求

在任何关系中，从工作到友谊再到婚姻，沟通误解一向是最大的问题。不要由于缺乏沟通而使悲痛的过程更加复杂。不要认为你的伴侣自然而然就知道你需要什么或是了解你明确的具体需求。试着这样开头，"我需要的是……"，"你是否想要……"

给他一些时间

男人可能需要一段时间才能把自己的感受表达出来。请记住，在安全正常的环境中，男人和女人不同的是，大多数男人并没有多少机会表达自己的感情。如果女人问了一个问题，她需要给男人一些时间才能得到回答。这可能需要几分钟、几小时，甚至一整天。

询问具体问题

男人不像女人那么熟悉自己的感受和情绪。像是"你感觉怎么样?""你还好吗?"这样的问题，很可能得到"别再问了"或"我没事"这样的回答。男人并不是不想回答问题，但他们只会以自己一贯的方式回答。女人可以试着问出更具体的问题，就能得到更具体的答案。比如："对你来说葬礼上最难熬的是什么?""你觉得约翰会希望我们现在怎样做?"这样的问题能够使沟通更顺畅。

9

Nine
帮助孩子应对悲痛

我就在繁星中的一颗上生活。
我会站在其中的一颗星星上微笑。
当你在夜间仰望天际时，
每一颗星星仿佛都在笑……

——安东尼·德·圣-埃克苏佩里《小王子》

本章内容按年龄分类整理，分为从婴儿到青少年的多个阶段。帮助你了解，不同年龄的孩子面对他人去世时的情况，以及怎样才能帮助他们。

过去，人们觉得孩子们就是小大人，希望他们表现得像成年人一样。而现在我们已经知道，儿童和成年人面对悲痛时有着不同的处理方式。

与成年人不同的是，失去亲人的孩子，面对悲痛时在情绪和行为上不会产生持续激烈的反应。表面上看，孩子只是偶尔短暂地显示出悲痛，但实际上，孩子的悲痛往往会比成年人持续的时间更长，因为孩子们感受到激烈情绪的能力是有限的。他们在不断长大的过程中，会不断地面对埋藏心底的悲痛，反复想起亲友去世，尤其是在生活中重要的时刻，如去野营、从学校毕业、结婚，或者成为父母，也有了自己的孩子等。

孩子的悲痛，会受到各种因素影响，年龄、个性、生长发育阶段、之前面对死亡的经验、与逝者的关系，周围环境、去世原因，以及家庭成员彼此的沟通能力、亲人去世后家庭的内部关系等。此外，孩子的生活需求是否得到满足，是否有机会分享他的感情和回忆，父母应对压力的能力如何，孩子与其他成年人之间的稳定关系如何等，也都可能是影响悲痛的因素。

据美国卫生和人类服务部称，悲痛的孩子也许不会像成年人那样，坦率地表现出自己的感情，也不会一直把注意力集中在去世的人身上，而是会投入到其他活动中去，如他们可能悲痛一分钟，然后就又开始玩了。家人们往往认为孩子并不真正理解死亡，或者已经从这次悲剧中恢复过来。但这两种想法都不正确，孩子们会保护自己避开过于强大、无法处理的东西。成年人也许会连续很多天一刻不停地悲伤，而孩子体会到的悲痛，会在较短的时间内突然增强，有时持续几小时，有时仅仅几分钟。

孩子们无法理解死亡，再加上词汇量不足，难以充分表达出感情，于是他们开始通过行为来表达自我，如强烈的愤怒、害怕被遗弃、害怕死亡等。孩子们经常会玩死亡游戏，这是他们面对自己的感受和忧虑的一种方式，觉得这样能够安全地表达出自己的感情。

随着孩子长大，他们在每个成长阶段都需要重新感受亲友去世这件事。例如，5 岁时，儿童对死亡的理解从幻想发展到现实。随着他们学习和更多的了解，他们可能需要回顾并重新感受亲友的去世。当孩子们意识到死亡是生命彻底终结时，就需要重新诠释死亡对他们意味着什么。

孩子们面对的最大挑战是，他们原以为童年是安全的地方，但这种想法已经破灭。直到那一刻之前，孩子们相信自己不会死去、不会受伤，没有什么能伤害他们的朋友、父母或兄弟姐妹。如果他们小小年纪就经历了亲友去世的悲剧，这种深厚的信任将完全被摧毁。

在悲痛的过程中，孩子在情绪上和身体上出现退步是很常见的，打人骂人、乱发脾气、成绩下降、变得害羞或内向、原本擅长的事情做不好、做噩梦等等。

耐心和爱心，是帮助孩子克服退步的关键。只有当你处理好悲痛、恢复自己的情绪，同时也确保能够照顾好自己的需求之后，你才可能做得到耐心和爱心。

婴儿（出生到18个月）

当然，婴儿不会提出问题，但他们会从心底体会到某个人去世带来的悲痛，孩子可能变得更焦躁、更爱哭闹。他们会从直觉上和周围氛围中感受到。婴儿对于世界的看法是以自我为中心的，他们相信，所有的一切都是为了他们而存在的。婴儿与逝者关系会对他们的感受产生影响。显然，如果去世的是父母中的一方或双方，婴儿的感觉会比其他亲属去世更加强烈。

婴儿往往变得不安、难哄、害怕与人分开，甚至出现睡眠问题或夜惊。要保持婴儿的日常生活规律，让他们只在我们设定的安全范围内体会悲痛。随时安抚孩子的身体，经常抱抱他们是安抚婴儿应对悲痛的最佳措施。要记住，大一点的婴儿，即使他们还不会说话，也能理解你在说什么。提到去世的事情，语气缓和一点，不要在婴儿能听到的范围内谈论死亡的细节。

如果由你负责照料婴儿，在这种时候，很难在顾及自己的同时，还要照顾好婴儿。如果可能的话，找个家庭之外的人，帮你照顾婴儿。这样你就可以给自己留出必要的时间，先安排好自己的生活，应对悲痛。

幼儿（18个月到3岁）

这个年龄段的孩子，父母或照顾者的主要任务，是为他们立下各种规矩。如果家里突然有人去世，你的世界陷入一片混乱，就很难坚持以前的规矩。然而，为了孩子们的健康幸福，规矩是必不可少的。幼儿可能会出现各种退步，非常害怕与照顾他们的人分开。如家长正在训练孩子自己上厕所，孩子的表现很可能退步。他们还会变得要求过多、抱怨不停。他们的饮食习惯可能变化，晚上睡不好。为幼儿规定好日常生活的固定时间安排，有助于减轻这类情况。

幼儿已经能够知道，他们的生活中发生了一些事情，但他们几乎还不能用语言来表达自己的想法。他们还没有死亡的概念，会一直希望他们所爱的人还能回来。他们会为身边的成年人担心，当你哭泣的时候，幼儿也会哭起来。你可以用语言描述自己的感觉，告诉孩子："我很伤心，因为……"

坦率诚实地回答他们提出的任何问题也很重要。告诉孩子去世的人"只是睡着了"或者"上帝把他带走了"，反而会造成强烈的恐惧和担忧。孩子可能不敢睡觉，担心自己也会被上帝抢走。完全可以使用"死亡"这个词语，想办法为孩子解释这个概念，譬如当狗死掉时，当我们养的金鱼肚皮朝天浮在水面上时，当鸟儿从巢中跌落时。

幼儿有时会问出太直接的问题，很难回答。在你情绪低落、筋疲力尽的时候，也许难以面对这么直接的问题，不知该如何回答。布鲁克的女儿就有过这样不断提问的阶段。

"我的兄弟去世时，萨曼莎 3 岁。一开始，她并没有问太多问题，但悲剧发生几个月之后，她开始提出各种问题。'为什么你和温迪外婆这么伤心？''为什么黄蜂会叮凯勒？''过敏性是什么意思？''黄蜂也会叮我吗？''你和我都不会死，对不对？'我发现，最好诚实地回答这些问题。我解释说，人们一般会在年老后去世，但也有人年纪轻轻就会去世。我告诉她，她不会过敏——医生已经给我们检查过了。当她问，去世的人都到哪里去了，我告诉她，我也不知道，但我觉得那应该是个好地方。"

幼儿很难明确理解死亡的概念。他们还没有多少生活经历，对这个概念毫无准备。在他们喜欢的动画片里，某个角色会"死掉"，然后在下一集里又会回来。彻底的死亡是一种陌生的东西。直到那时为止，死亡一直只不过是发生在电影或漫画中的东西，没有人真的死掉。这个年龄段的孩子往往会混淆死亡与睡眠。即使只是 3 岁的幼儿，也可能会感到忧虑。他们可能不再说话，整个人看起来十分痛苦。

最好的做法，是根据针对不同年龄的材料，帮助孩子理解究竟发生了什么。

儿童

孩子 4 岁前都无法理解死亡的概念，由于在成长的过程中，他们一直相信周围的世界是围绕着他们运转的，有些孩子甚至会担心，死亡是不是由他们造成的。"如果我是个更好的孩子，爸爸就不会离开。"儿童在 5 岁到 9 岁之间，某一天他们会开始理解死亡，认识到这意味着一切的终结，他们会产生强烈的被人遗弃的感觉，担心没有人来照料他们，"谁来养活我？""我会住在哪里？"

大多数成年人几乎立即就进入了哀悼的第一阶段，但孩子们往往会在去世后几个星期或几个月才开始哀悼。罗伯塔·特莫斯博士在《生活中那把空椅子：走过悲痛的指南》中写道："父母去世时，如果孩子自私地只想到自己的需求，不要批评他们。当每个人都在哭泣时，一个孩子问：'以后谁带我去看球赛？''每天早上谁来给我编辫子？''晚餐吃什么？'这并不是自私。她只是做出了一个孩子的自然反应。"

儿童的悲痛中包含着 3 个主要问题：

1. 死亡是我造成的吗？
2. 这种事也会发生在我身上吗？

3. 谁来照料我？

死亡是我造成的吗？儿童往往会认为自己拥有奇迹般的力量。如果母亲在气头上说"我迟早会被你气死"，而后真的去世了，她的孩子可能会想，自己是不是真的造成了母亲的死亡。还有，当孩子们吵架时，有人可能会说（或者想）"我真希望你死掉"。如果那个孩子真的去世了，活着的孩子会认为，自己的想法真的会带来死亡。

这种事也会发生在我身上吗？对于儿童来说，另一个孩子的死亡尤其令人难以接受。如果儿童认为，家长或医生已经尽力阻止这次死亡却没能成功，他们可能会想，自己是不是也会死去。

谁来照料我？由于儿童依赖父母和其他成年人照顾，一个悲痛的孩子可能会想，在重要的人去世之后，还有谁会关心照料他呢？

年龄 3 岁到 6 岁

在这个年龄段中，孩子们将死亡看作另一种睡眠：那个人还活着，只是身体不能动。儿童还不能把生和死完全区分开来。即使去世的人已经下葬，儿童会认为那个人还活着。他们会问出各种关于逝者的问题。例如，死去的人怎样吃饭、去厕所、呼吸或玩耍。年幼的儿童知道身体会死亡，但他们认为这是暂时的、可逆的，而非最终结局。对于死亡的概念，儿童也可能有着各种不可思议的想法。例如，孩子认为自己的思想能够使他人生病或死亡。5 岁以下的儿童在悲痛时，吃饭、睡觉和控制大小便都可能出现问题。

在美国社会中，许多悲痛的成人会自我封闭起来，不和别人交流。但儿童却经常与周围的人，甚至陌生人交谈，观察他人的反应，从中了解自己应该做出怎样的反应。孩子们会问出令人无法解答的问题。如："我知道爷爷死了，但他什么时候回家？"这是他们想确认死亡是个无法改变的事实。

年龄在 3 岁到 6 岁之间的儿童，是通过不断重复来学习的。因此，孩子们会不断提出一模一样的问题，或者只是稍微变化。虽然这令你感到筋疲力尽，但还是请耐心回答。要知道，孩子们几乎完全不了解死亡，感情上也很不成熟，无法从同龄朋友那里获得帮助，只能从你这里获得唯一的支持。

年龄 6 岁到 9 岁

这一年龄段的孩子们对于死亡非常好奇，他们会问，一个人死后，他的身体会怎么样。他们将死亡看作一个人，或者与活人分离的灵魂，如骷髅、亡灵、死亡天使或幽灵鬼怪。认为死亡就是一切都结束了，觉得很可怕，同时也认为这基本只会发生在老年人身上，而不是他们自己。悲痛的孩子会不愿上学、成绩下降，出现反社会或攻击行为，过度关心自己的健康，出现想象的疾病症状，与人群隔绝。这一年龄段的儿童可能变得太过依恋和执着。男孩更具侵略性和破坏性（例如在学校的行为），而不会公开流露他们的悲伤。如果是父母去世，儿童可能会觉得去世的父母和在世的父母全都遗弃了他们，因为在世的父母自己也正处于悲痛中，无法从感情上关怀孩子。

年龄 9 岁及以上

9 岁的孩子已经知道，死亡不可避免，不能将这视为一种惩罚。12 岁的孩子会知道，死亡就是一切都结束了，这会发生在每个人身上。

悲痛和成长阶段		
年龄	对死亡的理解	表达悲伤的方式
出生到2岁	还不能理解死亡。	安静，任性，活动减少，睡眠不佳，体重变轻。
	和母亲分开会产生变化。	
2~6岁	死亡就像睡觉一样。	提出很多问题（她怎么上洗手间？她怎么吃饭？）
		饮食、睡眠、大小便控制都出现问题。
		害怕被遗弃。
		发脾气。
	死去的人仍然以某种方式活着，继续做各种事情。	不可思议的想法（是我想的或做的某些事情，造成了这次死亡吗？就像我说过：我恨你，我希望你死掉？）
	死亡是暂时的，而不是最终结局。	
	死去的人还能回到生活中。	
6~9岁	死亡被看作是一个人或灵魂（骷髅、亡灵、幽灵鬼怪）。	对死亡的好奇。
		询问具体的问题。
		可能过分恐惧学校。
	死亡就是一切都结束了，是十分可怕的。	可能产生侵略性行为（尤其是男孩）。
		有些会担忧想象中的疾病。
	死亡会发生在别人身上，但不会发生在我身上。	可能会感到被遗弃。
9岁以上	每个人都会死。	激动，内疚，愤怒，羞愧。
		更加担心自己的死亡。
		情绪波动。
	死亡就是一切都结束了，是不可避免的。	害怕被拒绝，不想和大家不同。
	我自己也会死。	饮食习惯产生变化。
		出现睡眠问题。
		行为退步（对外界活动缺乏兴趣）。
		冲动行为。
		为自己还活着感到内疚（尤其是兄弟姐妹或同伴去世时）。

青春期少年

帕姆的儿子伊恩 12 岁时，失去了父亲。她讲出了自己的故事……

"我 12 岁的儿子伊恩，想让他爸爸看看马修斯博士刚给他戴上的新牙箍。这是全新的经历，是成长中的一个仪式。虽然我和乔治几年前就离婚了，但我们仍然是朋友，会一起分享儿子的快乐。我开车带伊恩到他爸爸的办公室，他咧开嘴笑着，向爸爸炫耀自己的新装备，乔治拥抱了他。这是最后一次拥抱。仅仅一天之后，乔治就去世了。伊恩 12 岁了，他至少已经能用语言表现出自己的悲伤和愤怒，虽然只是最低限度的。想象一下，突然失去亲人，心里充满了极其强烈的感情，却无法用语言表达出来。年幼的孩子们正处于这种困境中。"

青春期孩子们情绪变化无常，是个充满挑战的时期。在他们毫无准备的情况下，亲近的人突然去世，孩子们很可能开始思考生命的意义。

对于青春期少年来说，同龄人的支持非常重要。如果青春期的孩子失去了一位亲密的朋友，应该鼓励他们多和同龄人相处，一起做积极有益的事情。

如果有着类似经历的孩子们，能够组成一个悲伤支持团体，会带来极大的帮助。这个团体将帮助孩子学会怎样以安全的方式发泄自己的情绪，尤其是愤怒。如果没有这样的支持团体，那么鼓励孩子在学校或教会自己成立一个小团体。帕姆发现，学校的支持对她的儿子很有好处。

这个年龄段的另一个挑战是孩子们追求自我身份和独立，想远离他们的父母。芭芭拉·D. 罗索夫在《最糟糕的悲剧》中写道：

"孩子们的整个生活，都和父母紧紧联系在一起，为了心理独立性的成长，青少年必须解开这个依赖的纽带。这是一个长期的过程，一直持续十年，需要双方配合才能顺利进行下去。当他们逐渐独立时，如果需要和你一起分担兄弟姐妹（或其他亲人）去世带来的强烈痛苦，可能出现退步，会把他们拉回到曾经努力摆脱的依赖关系中。"

因此，外部支持至关重要。如果没有教会或学校的支持团体，与学校的辅导员或其他专业人员谈一下，请他们支持你的孩子。

"幸运的是，我们的学校系统有专门规定，为伊恩进行一对一的悲痛辅导。父亲去世后的两年中，他坚持与一位学校社会工作者讨论，基本上不需要我督促他。我相信，为了帮助伊恩更好地应对这次悲剧，让学校了解他的情况，参与他的恢复过程十分重要。不过，在家里他还是有好几次以行动发泄愤怒。伊恩找不到语言能表现出自己巨大的悲痛，葬礼那天，他只能从体力上发泄出来，许多男孩都是这样。他一言不发地离开家，带着他的教母给他的一本宗教书。我看着他把书扔在雨水未干的街道上，一遍又一遍地狠狠踢着那本书，直到书页散碎成一片片。最后一脚，把那本渗透了雨水的书，踢进了下水道。当他回到家里时，他看起来筋疲力尽，同时也放松了一些。幸运的是，他没有伤害自己或别人。"

如果去世的人是他们的兄弟姐妹，十几岁的青春期少年可能想远离家庭，和朋友们一起度过更多的时间。他们这样做有两个原因。首先，父母可能正沉浸于自己的悲痛，孩子们不想留在父母身边，是怕使悲伤的情绪愈发浓重。他们觉得自己有义务去安慰父母，但他们在感情上已经没有力气这样做。其次，房子里承载着太多的回忆，在这里他们与兄弟姐妹一起度过了无数时间，还没有准备好面对这些回忆。要坚持和孩子沟通，讨论各自的感受，为孩子提供他们需要的空间，一个安全的空间。

十几岁的青少年和刚成年的年轻人

青少年和刚成年的年轻人可能会产生不公平的感觉。比如爸爸应该出席我的婚礼的，妈妈应该看到我第一个孩子出生，约翰答应了要参加我的大学毕业典礼。他们会对自己也可能死去非常敏感，担心自己会和父母、朋友或亲属一样，突然意外去世。一个同龄人的支持团体能够带来很大帮助，使他们不至于淹没在强烈的情绪中，不至于爆发出冲动或破坏性的行为。

"19 岁，伊恩已经成长为身心健康的青年，正在上大学二年级，最近他问道：'妈妈，我在想，如果我 12 岁父亲没有去世，不知道我现在会成为什么样的人？'我强忍泪水，只能想到这样的回答：'我不知道你会变成什么样，但我知道，你父亲一定会为现在的你感到自豪。'"

青少年会与成年人一样，经历悲伤的各个阶段。然而，根据他们的年龄，他们会产生独特的感受，包括：

独自悲痛

青少年往往不愿意也不习惯显现出强烈的感情。因此，许多人会独自悲痛，在自己的房间里或浴室里哭泣。

不健康的愤怒

青少年可能会选择不健康的场所释放自己的愤怒。他们可能会毁坏东西或自我伤害。他们不像成年人那样，能找到很多健康的发泄渠道。因此我们必须为青少年提供健康的发泄渠道。

性行为

悲痛会带来孤独感，青少年感到自己独自一人，心怀恐惧。他们也许会觉得家人没有精力或能力来安慰他们。于是，不少青少年会试着通过性行为来缓解孤独感。

内疚感

从很小的时候开始，孩子们一直希望能够令他们的父母、家人和其他亲密的人们感到满意。如果做不到，就会觉得自己很失败。他们觉得自己要对这次死亡的悲剧负责，觉得这是因为他们表现得不好，引起了太多的争吵，没有达到父母的期望。父母会觉得这些想法很不可思议，但在十几岁的孩子心里，这种情况很常见。需要向他们一遍又一遍重申，那个人去世并不是孩子的责任。

你的孩子是否需要专业人士的帮助？

对于孩子们来说，悲痛是一个十分陌生的领域。在最初几个月中，孩子的情绪和行为会产生变化。与成年人相比，孩子们能够寻求帮助的途径更少，对于自己能获得什么样的帮助，更缺乏了解。要注意经常和孩子进行口头和非口头的沟通。如果孩子的语言或行为方式，流露出自我伤害或伤害他人的迹象，请立即咨询心理健康专业人士。

以下指南摘自社会工作硕士露丝·阿恩特的著作《帮助悲痛的孩子》，可以帮助你了解，什么时候需要寻求专业人士的帮助。

你的孩子是否……

● 消沉、抑郁或感到绝望。

● 表现出强烈的情绪波动，愤怒或恐惧的时间更长？出现愤怒和充满敌意的行为。

- 一直想念着去世的人，以至于影响学业。
- 出现新的创伤症状，或者原本已经消退的旧症状再次出现。
- 拒绝家人或其他人的支持。
- 出现明显的身体不适、体重问题、睡眠问题、噩梦或神经紧张的习惯。
- 容易产生自杀的念头。
- 出现退学或离家出走的征兆。
- 出现挑衅、阻扰的行为，或者在家庭中不断制造压力和问题。

请记住，专业人士也许会推荐使用药物，应由心理健康医生开出处方并监督服用。

感情爆发的身体表现

由于儿童和青少年感情上还不够成熟，他们更容易通过身体动作把自己的情绪发泄出来。如发脾气、打架、尖叫、文身、穿耳洞，或其他身体上的表现。注意观察这些信号。如果有类似的迹象，可能是情绪压抑导致的。这是一个警告信号，及时为你的孩子找个支持网络，或请专业人士介入。

自杀的想法

有的青少年失去了非常亲近的人，可能会想自杀，觉得这样就能和自己心爱的人重逢。如果他们无法以健康的方式处理自己的情绪，很快就变得不堪重负。为了逃离这些混乱的情绪，甚至会选择自杀。如果一名青少年提到了任何一种自杀计划，请立即寻求专业人士的帮助。

琳达·康宁安为成年人提出了一些很好的建议，帮助鼓励青少年应对自己的悲痛。在一篇题为《悲痛和青春期孩子》的文章中，她写道："青少年传达给我们的信息，往往混合了各种各样的内容。

他们告诉我们他们需要什么，希望我们能够为他们提供食物和良好的生活环境，同时也告诉我们，他们可以管好自己的生活。由于人们不知道要怎样和青少年交流，经常退回自己的一隅，于是十几岁的青少年独自悲痛，几乎得不到什么支持……"

一些建议帮助悲痛的青少年：

■要求看看孩子失去的那个人的照片，问问关于那个人的问题，请他们讲出自己喜欢的往事和回忆。

■具体了解这次去世的悲剧。问问孩子发生了什么事，他对已经发生的事情是什么感觉。通常，青少年讲出他们的故事时，我们可以仔细聆听、寻找线索，了解他们是否感到困惑或内疚。

■和你的孩子谈一谈悲痛，你们很可能拥有共同的感受。如果这是孩子第一次面对这些强烈的感情，他们可能非常害怕。从推荐的参考资料中选择一两本书，帮助青少年了解自己悲痛的情绪。

■鼓励孩子做一个剪贴本，帮忙收集杂志和图片，剪下文字、图片，尤其注意那些包含特殊回忆的内容。把完成的作品放在孩子随时看得到的地方。

■找一张孩子所爱的人的照片，装在相框里挂在他们的房间。

■帮助青少年确定自己需要什么，并说出来。十几岁的孩子可能会觉得完全没有人能支持他，可是如果别人并不明白他需要什么，就很难支持他。

■鼓励你的孩子与其他悲痛的朋友一起组织一个支持团体。在安全的地方举办聚会，比如你家里。尽量帮助他们，也许你可以让其他孩子搭车、提供零食饮料、影印资料等等。

感同身受的悲痛

《帮助悲痛的孩子》一书的作者，社会工作硕士露丝·阿恩特称："所谓感同身受的悲痛，是指一个人对另一场悲剧的受害者感到同情，体会到同样的情绪反应以及创伤后应激症状。随着世界各地不断发生恐怖暴力活动和自然灾害，感同身受越来越普遍，成人和儿童都会受到影响。"

无论悲惨的事件发生在你的亲人身上，还是被报纸或电视带进你家里，这些暴力、死亡和灾害可能会导致焦虑感，你需要帮助孩子应对这一切。

听取孩子对关注的事情的想法，和他们讨论，向他们保证，他们是安全的。鼓励孩子讨论周围发生的事情对他们产生的影响。即使是很小的孩子，也可能对悲剧抱有各种疑问。不同年龄段的孩子对压力会产生不同的反应。

《关怀每个孩子心理健康的运动》为父母和其他照顾孩子的人提出了以下意见：

●鼓励孩子提出问题。倾听他们的话语，安慰他们，做出保证，平复他们的某些恐惧。如果你无法回答他们的所有问题，承认这一点也没关系。

●以他们能够理解的方式交谈。不要使用太技术性或者太复杂的词语。

●找出是什么使他们感到害怕。鼓励孩子讲出他们是否产生恐惧。他们可能担心有人会在学校伤害他们，或者伤害你。

●强调积极的一面。强调一个事实，大多数人是善良和蔼的。提醒孩子回忆，普通百姓曾经做出各种英勇行动，帮助悲剧的受害者。

●一直关注他们。你的孩子玩耍和画画时，你能从中看到他们的问题或疑虑。让他们告诉你这些游戏或图画是什么意思。这是一个解释说明的机会，回答他们的问题，消除他们的误解，向他们保证。

●制订计划。制订一项家庭应急计划，比如，如果家里或邻居家发生意外情况，大家应该在什么地方集合。这有助于使你和你的孩子感到更安全。

帮助孩子的一般原则

●为了帮助悲痛的孩子,在世的父母要尽可能使日常生活保持原样。

●努力倾听。尽可能倾听孩子的话语,陪伴在孩子身边,但不要告诉他应该怎样做。如果你目前难以客观地倾听,找另一个人来帮助你的孩子。

●始终表现出无条件的爱和接纳。

●不要改变孩子所处的环境,这段时间内不适合更换新学校、新房子,甚至新的保姆。

●如果孩子已经准备好走上悲伤的旅途,你们可以一起祈祷,一起哭泣,一起缅怀逝者。

●允许孩子反复不断地谈到死亡。帮助孩子了解,悲痛的强度会随着时间的推移而减缓。完全不谈论死亡无法帮助孩子学会怎样应对失去亲友的悲剧。

●与孩子讨论死亡时,解释应简单直观。只要孩子能够理解,告诉他们全部事实和详尽细节。诚实坦率地回答孩子提出的问题。

●孩子需要对自己的安全感到放心,因为他们担心自己也会死,或者目前在世的父母也会离去。回答孩子的问题,并确保孩子能够理解你的回答。

●讨论死亡时,应使用适当的词语,如车祸、死亡、去世。不应使用代替性的词汇或语句:"他已经离去","他睡着了","我们失去了他"。这会使孩子感到迷惑,带来误解。

●有人去世时,让孩子们一起安排并参加哀悼仪式,有利于记住所爱的人。不要强迫孩子们参与这些仪式,可以鼓励他们参加最能使他们感到安慰的一部分仪式。如果孩子要参加葬礼、守夜或追悼会,事先告诉他们整个过程是什么样子。

　　请记住，不管孩子现在是多大年纪，他们经历了最糟糕的悲剧，他们会感到害怕。不要鼓励他们忘记或否认事实。他们必须在你的帮助和指导下认识并克服这种感情上的灾难。让孩子充分体会突然失去亲友带来的打击，能够帮助孩子在未来的生活中，提高应对这类事件的能力。

Part III

第三部分

分享我们的故事

正如悲痛本身没有规则可言，怎样面对不同的亲友去世，也同样没有规则。根据经验，我们意识到，通过了解其他人的经历给自己以启发，他们和我们一样经历过悲痛，虽然过程有所区别，都同样走出了这段悲伤的旅途。我们也需要各种指导、诗歌、文句和其他材料，在悲伤的旅程中支持我们。

这一部分中，我们寻找现实生活中真实动人的故事和理念，涉及不同领域，自杀、军人伤亡、大规模灾难，也加入了悲痛的人们共同的情绪感受和问题。收集文句、歌曲、诗词、祷文。我们根据与所爱的人的不同关系——父母、子女、兄弟姐妹等，分成不同章节。建议你每一章都要阅读。我们相信这些内容都能使你有所收获。

10

Ten

失去朋友

"只有一种办法，
能使你在一生中都不会感受到悲痛，
那就是完全没有爱的生活。
你的悲痛就像你的爱一样，
代表着你的人性。"

——卡罗尔·施陶达赫尔

感情深厚的真正的老朋友很难得。无论是新朋友还是一辈子的老朋友，我们之间的友谊，甚至比与家人的联系还更加亲密；或者，家庭成员也可能是我们最亲密的朋友。

在下半辈子的生活中，大多数人开始慢慢接受死亡的事实，送走心爱的人、亲密的人。随着年龄的增长，我们自然想到，朋友们最终都会生病去世。就像朱迪思·费欧斯特所说的，我们的后半生变得要不断面对"必然的死亡"。然而，当突然而至的悲剧使我们失去朋友时，就打断了这个慢慢接受朋友们终会离去的过程。

本章提供一些有用的方法，帮助你走出失去朋友的悲剧。

拿起电话

我一直拿着电话，我想告诉我朋友一些事情，询问她的意见。

你拿起电话想打给朋友，告诉他们发生了什么，请他们去看电影，和你一起坐坐，谈谈他们近况。然而，电话另一端没人接，只有拨号音在响。

当一位亲密的朋友突然去世时，我们很自然地感到一段友谊永远中断了，此刻我们突然面对一个无法改变的现实：你的朋友再也不会为你带来忠告和建议，再也不会与你一起解决难题、面对恐惧、庆祝胜利了。过去，在这些时刻，你的朋友原本一直都陪在你身边。

帕姆的做法是在心里找回朋友的声音。

"几年前，有位心理治疗师告诉我，治疗的目的是让治疗师的声音进入你的心里，成为自己内心对话的一部分。也许朋友的声音也可以这样。闭上眼睛，想象他们在电话里和你说话，也许你会觉得他们与你在一起，让他们走进你心里，成为你未来生活的一部分。

我的父亲去世时，我收到一位朋友寄来的慰问卡，她写道：'现在，他将永远陪伴在你身边……'我相信确实如此。"

我和我的朋友甚至要比家人更亲近，我们一同分享一切。我发现悲痛的过程极具挑战性，因为对于没有血缘关系的人去世，很难找到相关的支持或资料。我看到其他人都能找到支持，我想尖叫："我该怎么办?!"

也许你是那个人的知己、最亲近的人，也许你比任何人都了解那个人，但在他去世后，你并不属于正式的或法律上的关系者。你看到他的家人做出的安排或仪式，与你认为你朋友想要的东西完全不同，这种感觉可能非常难以接受。

在人们的一生中，友谊来来去去，而家庭的纽带是永久性的。

即使家庭失和，死亡也会把亲人们聚在一起，至少在一段时间内是这样。如果他的家人和朋友们都没有意识到你们之间的亲密友谊，你会发现自己被分类为"其他相关者和好心人"。你会觉得自己和逝者之间最特别的亲密关系，没有得到理解或尊重。

关键是要记住，突然失去亲人后，人们甚至无心照料自己，更遑论保持理智、头脑清晰，牢记每个人的需求。如果她的家人并不了解你们之间的友谊多么深切，他们不太可能意识到或考虑到你的需要。

凯勒去世后，布鲁克的母亲温迪感到很惊讶，凯勒有那么多她从未见过的朋友。她从凯勒讲过的事情中想起了很多名字，但并没有意识到她儿子是怎样深刻地影响了他们的生活。在凯勒去世后几周、几个月，甚至几年内，常有他的朋友到家里来访并自我介绍。温迪喜欢这些客人，喜欢听他们讲从未听过的"凯勒的故事"。朋友们离开的时候，温迪和来访者之间，会以他们对凯勒的爱为基础，发展出新的友谊。

如果你的朋友曾经充满感情谈到家人，不妨去拜访他们。一起分享你们的故事和回忆。你和逝者的家人都会重视和珍惜这段联系。你们甚至会发展出一段新友谊，你的朋友将成为中间宝贵的纽带。

我该对他家人说些什么，才能让他们明白，我的朋友对我来说意味着什么？

你和逝者的关系独一无二，几乎无人可比。也许他在你面前会流露出更真实的性格，你们比其他任何人，包括他的家人都亲近。事实上，你可能要比他的家人更了解他，因为多年来你们一起度过的时间更长。你对他的回忆和印象更加宝贵，因为他和你在一起的时候最真实。你应该说些什么？你可以分享你们的故事。布鲁克的家人发现这能够带来很大的安慰。

"凯勒的朋友，比我认识的任何人都要多。他去世时，我们的房子被他的朋友们塞得满满的。我和母亲，还有凯勒的朋友们坐在客厅里，共同回忆往事。一连好几天都这样度过。我们一起笑，一起哭，一起悲伤。

他的几个最亲密的朋友讲述了一些特别的故事。有些故事很有趣，有些颇为古怪，也有些抽象而难以理解。我们欢迎每一个故事，我和母亲至今还常常讨论这些故事。不要害怕向一个悲伤的家庭讲述你们的故事，要保持我们栩栩如生的记忆，共同分享我们的回忆就是最好的办法。"

我是否可以问他的家人，我能不能参加葬礼或追悼会？

当然，只管去问。他们有可能不希望你（或家人以外的任何人）参加，但大多数家庭会欢迎逝者的朋友参与进来。讲一些能说明你的朋友是多么幽默或善良的故事，通常很容易被大家接受。如果在葬礼上你没机会说出自己的话，葬礼后，逝者家人在家里接待客人时，也许还有机会。还有一种方式可以传达你对朋友的想法和感受，就是把这些内容写在信件或卡片里，寄给他的家人。

我想在棺材里放些什么来纪念我们的友谊。这样做之前，我需要征求某个人的意见吗？

如果你希望在去世的人身边放一样东西，最好先征求家属的意见。殡仪馆馆长也可以指导你。帕姆的朋友埃莉诺去世时，帕姆希望埃莉诺的家人能在她手里放一个小小的金色女神，那是她活着时帕姆送给她的。帕姆知道这样东西对埃莉诺来说很有意义，她的家人同意了，殡仪馆馆长很愿意照做。

我想去参加追悼会。但这一切发生得太突然了，我来不及准备。

首先，你不必期待自己表现得坚强、完美。这不是一次表演，这是为了真诚地送别朋友。如果你找不到合适的话语，也可以选择你们都喜欢的一首歌的歌词，同样能代表你们之间的关系多么深切。

或者你也许只想说："我唯一想说的是，我会想念他的。他是我最好的朋友。"

帕姆在一位朋友的葬礼上致辞时，读出下面的文字："当我读出这段内容时，请试着想象这些话是从逝世者的口中说出……"

"亲人们、朋友们，我要离开了：
我最后一句话并不是'再见'，
因为我对你的爱是真正的永恒，
肉体上的死亡完全不会影响这一点……
我把我的思想、我的笑声、我的梦想，
留给你，我最珍爱的人，
比黄金和宝石更珍爱的人。
我留给你的东西尚在，
我们拥有共同的回忆：
充满爱和温情的时刻，
我们一起庆祝的成功，
使我们联系更紧密的艰难时刻，
我们肩并肩走过的道路……"

——爱德华·海斯《为行星的朝圣者祈祷》

以下内容摘自卡里·纪伯伦的《先知》，帕姆选择这段话为一位喜欢唱歌跳舞的朋友致辞：

"除了在风中裸立，在日下消融之外，'死'还是什么呢？
除了把呼吸从不息的潮汐中解放，使他上升、扩大，无碍地寻求上帝之外，'气绝'又是什么呢？
只在你们从沉默的河中啜饮时，你们才真能歌唱。
只在你们达到山巅时，你们才开始攀援。

只在大地索取你的四肢时，你们才真正地跳舞。"

以下这段致辞任何人都可以使用，如果你的朋友是女性，可以使用"她"来代替"他"。

朋友

什么是朋友？我会告诉你。

和他在一起的时候，你可以完全成为你自己。

你可以对他袒露自己的灵魂。

他不会要求你披上任何伪装，你只需表现出自己真正的样子。

和他在一起的时候，你可以完全放下防备。

怎么想就怎么说，表达出自己真正的想法。

他能够理解你的性格中矛盾的部分，即使其他人会因此误解你。

和他在一起，你连呼吸都是自由的。你可以表现出自己的一点点虚荣、嫉妒和荒谬，即使向他彻底坦白这一切，他的忠诚也会像一片湛蓝的海洋，包容你的全部。

他能够理解。你可以与他一起哭、一起笑、一起祈祷。自始至终，他从心底完全了解你、懂你、爱你。

朋友，让我再次强调，和他在一起的时候，你可以完全成为你自己。

——作者不详

纪念你所爱的人，按自己直觉正确的方式去做。最深刻地感动了你的东西，同样也会感动其他人。

布鲁克十几岁时，她的一位演员朋友因车祸去世。

在葬礼仪式中，朋友的父亲起身发言。他一直流泪抽噎，几乎说不出完整的句子，他短短几分钟的发言，感动了在场的每一个人。他在致辞最后说："永远的演员，为了他曾经带给我们的快乐时光，让我们最后一次为他起立鼓掌。"房间里每个人都站了起来，用尽全身力量鼓掌，他们一起怀念这位朋友，泪水从每一张面庞上流下。经典的致辞？算不上。但这比任何一段发言都使在场的每一个人更加感动。

显然，纪念一位朋友的最佳方式，就是源于内心的衷心的话语，不需要长篇大论或者充满华丽的辞藻。简洁易懂的肺腑之言，才是逝者的家人真正渴望听到的。我要再次强调，赞美一位朋友并不存在正确或错误之分。你可以唱一首歌、写一首诗、跳一支舞，或者读出别人写的东西。运用你的想象力，相信自己的直觉。如果你的直觉被一段文字或某种行为吸引住了，这也许就是你离去的朋友正在给你启示，告诉你要怎样纪念他的生命。

你可以做什么

让你的朋友在你心中永存

失去一位朋友，灵魂上受到巨大的损失。你会觉得他们的离去，也带走了你的一部分。纪念你们的友谊最好的方法就是，把朋友生活中某些方面，或者生活方式，引入你的生活，把他个性的一部分纳入你的内心。

捐款

你的朋友是否喜欢孩子，喜欢动物、公园、剧院？找个合适的方法，为相关组织捐款或者做志愿工作，这有着特殊的意义。

帮助他的父母

如果朋友的父母已经年迈，不会开车，或者无力照料墓地，向他们保证，你会常常去扫墓，带去鲜花、除草等等。时不时拍下墓地的照片，带给他们看。

失去朋友的支持团体

现有的很多支持团体都是针对失去伴侣或孩子的人，很少有针对失去朋友的。帕姆认识的一个人组织了一个失去朋友的支持团体。这是个很好的办法，能够在走过悲痛时，仍然让对朋友的记忆栩栩如生。可能的话，组建支持团体，在帮助自己的同时，也帮助其他更多的人。

11

Eleven

失去父母

"……我学会了参加不认识的人的遗体告别，

握住遗属湿漉漉的手，

看着他们的眼睛，表示同情，

虽然当时我还不能理解失去一个人是什么样子。

我学会了，别人会记住的，

不是我们所说的，而是我们所做的……"

——摘自朱莉娅·卡斯多夫的诗歌《母亲教会我》

　　总有一天我们会失去父母。随着时间的推移，他们会变得年迈虚弱、病痛缠身，逐渐"老去"。然而，没有几个人真正为父母去世做好准备，更不用说悲剧性或突然而至的去世。我们总是相信，"明天来得及"，还来得及说出想说的话，还来得及表达我们的感情。我们一直在等待合适的时机，来表达我们的愤怒、痛苦、爱和感激。但突如其来的死亡之后，合适的时间再也不会出现。很多人成年后仍然希望父母指导帮助。把他们视为自己的根本所在。然而，一切都被打断了，再也无法听取他们的意见，再也不会听到自己年幼时的趣事。我们失去了自己生命中的一部分基础。我们的生活戛然而止，只留下自己，抱着一个装满了感情的包裹，不堪重负、难以承受。未能说出口的感激之情，变成了愤怒；来不及表达出来的愤怒，转向了内心，我们异常消沉。难言的痛苦，变成了心里的一块石头，有时我们会对他们的离去感到松了一口气，继而又会被内疚感折磨。

下面的故事详细记述了一个女孩失去父亲的过程，以及对她一生中产生的影响。

爸爸

他是我的宇宙中心，他是我心目中的英雄。

1975 年 9 月 17 日

我还处于一无所知的幸福中。电话铃声响了，是我们马厩的一位雇员。马还没有喂。弗兰克在哪里？爸爸在哪里？

不可能发生这样的事情。虽然我努力保持着意识清醒，我心里还是惶惑不安。我不再小步快走，而是跑了起来。他的汽车，还停在教堂外面，似乎有些不祥。但我还没有完全想明白到底发生了什么。汽车锁上了，前座上放着他的衬衫。他从不锁车。他遇到了麻烦，可能晕了过去。我心慌犹豫，开始沿着路上的车痕跑起来。我知道，我独自一人也帮不上他，得找别人来帮忙。我喊他的名字，声音却有气无力。我哭了起来。

我开自己的车回到房子里去打电话。该打给谁？护林员吗？请他们找到他，帮助他。路上我看到邦妮和我兄弟朝教堂走来。我兄弟脸色苍白，邦妮在哭泣。这时候，我意识到，一切真的发生了：父亲死了。我要怎样才能活下去！

这种想法本来应该在很多年后才需要我思考。

我拼命击打着一棵树："该死的，你为什么要死去！"希望能够挽回这一切。

好朋友奈奥米说马上赶过来，那时候她是我的主心骨。我到谷仓去，和那些马待在一起，痛哭流涕。奈奥米的马名叫格雷格，它的马厩隔间门上挂个铭牌："卡萨布兰卡，奈奥米·A"。一只蛾子落在奈奥米中间那个字上，她的名字看起来像是奈米。爸爸总是管她叫"奈米"。虽然当时我没在意，但这个隐喻的象征在某种程度上对我来说很重要，仿佛奏响了后来很多年中交织的曲调。

皮克是我最心爱的马。他仿佛能感觉到我难以抑制的悲痛，低下头，轻轻碰着我的身体。我抱住他的脖子，长时间静静地站着。这是一段神奇的时刻，我最好的朋友以这种方式安慰我。我感受着这种无条件的爱，也多少释放出自己的情绪。

后来，当我走出马厩隔间时，意外发现，我的外套下摆已经被他嚼碎了！怪不得皮克一直耐心地站着，显得那么充满爱心。就像我的父亲说的："歪打正着。"皮克使我回忆起父亲带来的快乐，他总爱玩笑。那个令人哭笑不得的家伙，我生命中不可分割的一部分。

这种快乐使我的悲痛更加明显、更加深刻，同时也令我开始思考我对父亲的了解，以及对自己的了解。

后来有一天，我正在把洗好的衣服折叠起来，洗衣篮中放着我父亲最后一天穿的衬衫。我小心拿起它，轻轻抚摸着它，泪水渐渐涌出。一只大蛾子掉了出来。它已经死了，如果我没有记错，是同一只蛾子。一个明显的象征。爸爸总是正确的，我感到了满满的悲痛。

香烟、大麻、酒精。虽然有过一段时间的消沉，但几年过去后，我终究还是走了出来，我活着走完了这段旅途，仿佛重新找回生命！我想知道是什么激励我走了过来，帮助我做出选择。

一路上我总是遇人不淑。直到后来我终于找到了通向光明的道路，我遇到了帕姆。她把光明带到我身边，使我能够看到自己的美丽、力量、价值，看到我自己！我在蜿蜒曲折的道路上跋涉，她一直陪在我身边，一段段道路被我们留在了身后。

父亲去世后，就像他活着的时候一样，会指引我做出选择。

而现在，他去世已经 24 年了，我的一生也走过了一多半路程，我父亲强大的灵魂仍然一直陪伴着我。

那些在他活着的时候认识他的人，会知道。

那些在天堂里认识他的人，会知道。

在他去世之前和之后，都与他在一起的我，会知道。

他是最最出色的人。

美丽、纯净，只有灵魂才能实现这样的完美。

我所经历过的事情，把我带到了此时此地，我对这一切心怀感激。我不会和世界上任何人交换我的生活。我甚至对父亲突然去世这一点也心怀感激，至少他没有缠绵病榻。他死在他热爱的土地上，做着他热爱的事情。每当我需要从悲痛中走出来时，我就会紧紧抓住这幅画面。我曾经在什么地方读到过：如果一个人突然去世，那是因为他们已经完成了在人世间需要做的事情，不必再经历长久的病痛。我喜欢这种想法。

几年后，一个通灵的人告诉我，其实我父亲仍然流连于世间，他是想留在我身边。这真的让我产生了很特殊的感受，那段时间，我严重缺乏安全感。我很需要他。我始终拥有他。

—— 丽塔·格仁兹

世代变化

我们会感觉失去了根本所在，需要面对感情上的挑战，此外还存在着其他挑战。我们的角色可能会产生变化。如果我们已经没有在世的父母，我们的位置会从中间代变成老一辈。

此外，如果你像丽塔一样突然失去一位父母，可能需要照顾另一位父母。没有提前警告，来不及准备，你必须立即承担新的角色。你需要应付律师、保险公司，甚至法院的刑事审判。如果亲人去世时，你和父母都还比较年轻（你20岁、他们40岁），想到你曾经做过的事情，以及没有来得及为他们做的事情，你会感到深深的遗憾。如果你和父母年纪较大（你已经40岁，他们则超过60岁），你也许仍然有所遗憾，但你也留下了更多珍贵的回忆。

"面对突然而至的意外死亡时，感到震惊和拒绝接受都是可以理解的。每个人意识里都存在着一个小小的角落，抱有最后一线希望，还有可能逆转事实——帷幕拉开，死去的父母微笑着走了出来。一切只是个大错误！"洛伊丝·F. 阿克内尔，专业社会工作者，文章标题为《如何面对父母去世：面向成人的指南》。

玛莎一直很健康的母亲意外去世后，她开始害怕圣诞假期。

我的母亲于 1990 年 12 月 23 日去世，她患上爆裂瘤病倒后，只活了 34 天。她 61 岁，几乎没有任何健康问题。她健康、苗条、饮食规律，从未得过任何严重的疾病。医生说她大脑里出现多发动脉瘤，不得不做了两次脑部手术，她死于术后并发症——成人呼吸窘迫综合征。

显然她生来就有异常静脉畸形（AVM）的问题，但她一直都不知道，我们同样不知道。我是三姐妹中的老大，当时我们有两个人正在怀孕。父亲 63 岁，母亲的突然去世完全把他击倒了，毕竟在 32 年的婚姻中，母亲从未离开过他。那天是感恩节后的星期天，她倒下时间是早晨 6 点 45 分，我的住处和她只隔两座房子。我打电话叫救护车，决定送她去哪家医院，和急救人员们一起过去，当时我根本不知道她的病情有多么严重。我以前从来没有遇到过这种事。

我还记得，我们最后一次说话是在感恩节前的星期一，当时我们一起购物，准备家庭聚餐。我们一直在谈我未来的孩子，她盼着早点见到小婴儿。她晕倒后做了手术，麻醉药效使她处于昏睡中。那次感恩节晚餐后，我再也没能和她讲过话。

虽然她去世已经过了将近 8 年，很难说我走到了哪个阶段。我和姐妹们比以前更加亲密，互相帮助走出痛苦。我们的孩子也帮助我们走出来。其中两个幸运的孩子曾经被她照料过，一个当时 1 岁半，另一个只有 6 个月大。去扫墓的时候，我们会崩溃大哭，但孩子们跟我们一起去，我们会稍微平静一点，让他们知道，她就被葬在这里。我们保存好她的照片，和孩子们一起谈到她，告诉他们，她是个多了不起的人。我还是流尽了眼泪，感觉一哭就停不下来。我从心底深处感受到深切的悲痛，我觉得自己正处于这个阶段，但我知道我还会走进另一个阶段，能够直接和母亲交流，告诉她发生在我身上的事情，征求她的意见。

我觉得，每一天我都和她在一起，她教会了我怎样当一个好人，帮助其他人。她知道我的一举一动，她充满智慧的价值观指导我教育自己的孩子。

我所学到的是，没有人知道自己什么时候会死。我们必须充实地度过每一天，享受家庭生活。我们的家庭和孩子需要我们。重要的是让母亲活在我们的记忆中。她的确就活在我心里，我甚至能在心里看到她的表情，这样真好，我会好好保存她传给我的东西，还将继续传给我的儿子。

3 年后，我父亲也过世了，我度过了一段艰难的时间。我知道自己已经彻底长大了，要真正对自己的行为负起责任，这种感觉有点可怕。如今我也变成了母亲那样的人。直到现在，我才明白她以前说过的话是什么意思："等你建立起自己的家庭，就会明白我为什么对你要求那么严格。"她早就知道我会代替她的位置……

"你的父亲或母亲最终去世的方式，并不是对他们一生的完整总结。他们的一生留下了很多很多的回忆。如果你只注意到他们最后离开的方式，不仅会使你父母的一生变得不完整，你自己也无法以更广阔的视野来看待他们的一生。"

——菲奥娜·马歇尔《失去父母》

你可以做什么

写信

给你的父母写一封信，表达自己的真实感受，在下葬或火葬前放在棺材里。如果没有找到遗体，你可以把这封信在海滩上或其他户外地点烧掉。烟雾袅袅升起的时候，想象这些话语从空中传给了你的父母。

照片

找一找父母没有装进镜框的照片。带到冲印店放大、镶框，挂在专门的位置。

倾听

仍然"倾听"你父母的建议和指导。虽然他们已经去世，但他们对于你的生活仍然有着强大的影响力。如果你"听"到了负面的意见，也许你需要减少负面影响，增加正面影响。

寻找一位导师

你的生活中也许还有另一个人，能够像父母一样教育你、鼓励你。这位代理家长，也许有助于满足你的一些需求。

寻找更多回忆

和你父母的朋友、工作伙伴，或他们日常活动中遇到的其他人谈谈，并请他们给你讲讲以前的事情。

学到的经验

列出你从父母那里学到的东西，无论是好的还是坏的。这可以帮助你认识到，他们的生活对你很有意义，你从他们那里学到了一些非常重要的生活经验。即使你的父母很年轻就去世了，他们在你的生活中只出现了很短一段时间，你也一定能够发现，你们之间的联系是多么重要。这可以帮助你真正接受他们去世的事实，在悲伤的旅途中继续前进。

12

Twelve

失去孩子

"我了解到，我要比自己想象的更坚强。

我学会了耐心，因为悲痛不会因为你想要它消失就自然消失。

我还学到，有时候帮助其他人就是对自己的最好帮助。"

——唐娜·F，一位母亲，她 17 岁的女儿自杀身亡。

曾有人说，没有哪个人去世，能比失去自己的孩子更令人震惊崩溃。无论你自己和你的孩子有多大，突然失去孩子，彻底打破了生命的自然规律和秩序。我们悉心照料孩子，投入了大量时间和爱心，一直眼看着他长大成人，然后，一下子就失去了他。没有什么能比这更令人心碎了。如果孩子死于自杀，悲痛中还会夹杂另一些艰难的情绪。如果人们经历过这样的磨难还能挺过来，而没有愤世嫉俗，他们有着这个地球上最强大、最具爱心的灵魂。

凯瑟琳·M. 桑德斯博士在她的著作《遗属的悲痛》中写道："父母失去孩子的悲痛，远远超过失去其他任何亲友的痛苦。因为失去自己的孩子，是一件更加令人无法想象的事情，所有情绪都变得更强烈、更深刻、更持久。据专家估计，伴侣去世后，大约需要 3 年到 5 年的时间才能恢复过来，而父母的悲痛会持续 10 年到 20 年，甚至一生。孩子去世会使我们的生活发生极大变化，没有什么能够代替我们的孩子。即使是另有孩子，也只能暂时减轻一点点痛苦。

当然，这并不是说，我们再也不可能幸福了。但孩子去世带来的剧痛和冲击，会使我们深感彻底无助，心里充满黑暗的绝望，情绪变得更加激烈。

极端情绪

失去孩子后，我们需要克服很多剧烈的变化和艰巨的困难。曾有人说，失去了孩子，我们痊愈的过程会持续一生。了解这种情况会带来什么样的挑战，可以帮助你了解怎样尽可能走出来。

身心失调

失去孩子，要比失去其他亲友时更容易发生身心失调的问题。不仅是身体和感情生活混乱，我们觉得整个世界都毫无秩序可言。有了孩子后，我们很自然地认为他们会比我们活得更久。我们围绕孩子设想未来的生活，树立起理想、梦想、目标，建立起一个世界。失去孩子后，这些理想和梦想毫无预兆地轰然坍塌，世界似乎失去了我们原本坚信的基本逻辑。

我们自己的一部分

孩子是我们生命的延续。他们来到这个世界，把我们身体和性格特征延续下去。我们会在他们的眼睛里看到自己。看着自己的孩子，我们想象着一个更加美好的未来。失去了孩子，我们就失去了生命的延续，失去了希望。

内疚

父母会出现强烈的内疚感。作为父母，我们希望照顾好孩子。从孩子出生开始，大多数父母都会向孩子保证要好好呵护他们。孩子的去世会让我们觉得很失败，觉得自己"不配"为人父母。之所以会有这些扭曲的想法，是因为心灵想要尽量理解这难以理解的一切。

愤怒

虽然大多数悲痛中都会出现愤怒的情绪，但失去孩子的愤怒更为激烈。父母根本不可能听天由命地接受这种毁灭性的悲剧，他们必须把自己的愤怒朝着什么人宣泄，上帝、医生，或是刚好遇见的什么人。如果被强迫性的愤怒所困扰，就需要和专业人士谈谈。为了继续正常的生活，父母的当务之急是要把这种愤怒通过健康的渠道发泄出来。

压力

芭芭拉·D. 罗索夫在著作《最糟糕的悲剧》中写道："一本精神病学的诊断圣经——《精神疾病诊断与统计手册》，把孩子去世称为'创伤性应激事件'并不算夸大。这样的悲剧抢走了父母最爱的人，令夫妻彼此疏远，使他们对其他孩子的声音充耳不闻。"

父母承受着难以想象的压力。关键是，父母双方都要意识到这种压力的存在，并积极想办法应对。对于女性来说，与别人讨论会使她们感到安慰，产生一种被治愈的感觉，加入一个支持团体是明智的决定。

男性也需要寻找支持。有些男人会加入支持团体，也有些人更喜欢一对一的咨询服务，或者在私下里独自面对悲伤。

失去成年子女

失去成年子女会带来独特的挑战。父母已经花费了这么多的时间和精力把孩子养大。你用了好几个小时、好几天，甚至好几年的时间，告诉孩子要怎样保证自己的安全。"不要和陌生人说话。""远离毒品和酒精。""过马路前注意看两边。"从孩子小时候开始一直细心照料，孩子长大成人，你觉得自己终于"熬过来"了，获得了回报，期待着看到他们找工作、结婚生子。结果，孩子在这样的生活转折点去世。虽然你拥有很多珍贵的回忆，但命运却残酷地抢走了你正在期待的未来。

"富有同情心的朋友"是一个支持团体，他们在一本《成年子女去世》的小册子中写道："如果成年子女死于事故或疾病，家长被朋友或家人安慰时会听到人们说，他们的孩子至少还活到了现在。当然，你也许会想，孩子至少陪伴了你 25 年、30 年、40 年，但这并不会使你的悲痛稍微减轻一点点！许多家长表示，他们与成年子女的关系已经变成一种友情。他们觉得，不仅失去了孩子，也失去了一位朋友。"

下面这首诗，是布鲁克的母亲温迪写的，详细描述了她失去 27 岁的儿子时的感觉，走过了怎样的心路历程。

那天之后的三个星期

已经过了三个星期，

自从那一天，那一小时，那一分钟，

那一秒之后——

夏令时的那一刻成为永恒。

你问那是哪一天？

太阳最后一次升起的那一天，

我的儿子最后活着的那一天。

你问那是哪一小时？人们告诉我大概是中午。

哪一分钟？我也不是很确定。

你问那是哪一秒？

一分钟被分成很多个瞬间，那短短的一瞬，

一条活生生的生命——我儿子的生命——凯勒的生命，

从此再也无法用人世的时间来衡量。

他进入了永恒，超越了人世。

（这是我们的理解。）

"凯勒已经去世了。"医生说。

我说不可能。

"你的儿子已经去世了。"他再次说。

我开始尖叫起来——大声地、痛苦地、无法控制地尖叫。

悲痛这个短短的词，只由两个字构成，

这样一个柔软、哀伤、安静的词语。

我知道，我很了解这个词。

我知道那是什么样子，那是怎样产生的，要怎样应对。

然而，剧烈的痛苦穿透了我的大脑，

仿佛浪潮不断冲击——一圈又一圈地盘旋。

就像一条丑陋刺眼的蛇四处蠕动。

死亡的声音从我耳边传来，

它来得这么快，我还没准备好。

我们怎么可能准备好？

我回到家里。

我感到痛苦。

我变得憔悴。

因为震惊而麻木。

我入睡，

满心疲惫，

一夜无梦，

休息也无法振作精神。

人们帮我回复电话，

人们帮我做饭，

人们尽量理解我。

我仿佛变回了本能的动物——感官敏锐，肌肉紧张，

——对于自己呼吸的空气，

都有着敏锐的感觉。

从他的房间里飘来他的气味，

他的脚步声上到阁楼去，

淋浴后干净的肥皂味，

他的一瓶古龙水，还是满的。

他的灵魂飘过房子，和我们最后告别。

我的肩膀上似乎感觉到一个若有若无的最后拥抱。

人们帮我回复电话，

人们帮我做饭，

人们尽量理解我。

当我无法照料自己的时候，

我最亲爱的朋友们关心照料我。

我希望能够理解，但始终还是无法理解，

他只有 27 岁，只有我的一半年龄。

记住，你还有时间，还有很多时间，能够重新站起来。对自己耐心一点。请周围的人也耐心对待你。确保你始终在不断前进，哪怕你迈出的每一步是多么微不足道。

夫妻之间的关系

失去孩子，会使夫妻关系的平衡受到最严重的挑战。研究表明，在孩子去世后 3 年期间，父母都会感觉到沉重的压力。

一宗劫案的交火中，汤妮雅失去了 5 岁的儿子。她告诉我们，她与丈夫当时的状态："我们两个人都感到疲惫无比、了无生趣，仿佛透过厚厚的浓雾看着对方。我们一直希望握住彼此的手共同前进，知道自己需要对方，但我们都没有力气伸出自己的手。他能看到我的痛苦，我也能看到他的，但我们都没有精力去安慰对方。"

汤妮雅的经历很常见。原本亲密无间的夫妻，却变得无法正常生活下去，无法互相帮助。夫妻两人的悲痛过程，会由于各自经历、性别差异、彼此的期望而变得更加复杂。

约翰·布莱米特在《永别之后：学会在孩子去世后继续生活》

一书中，记述了自己在儿子去世后的感受和经历，其中一个故事体现出夫妻的不同。他和妻子参加一次扶轮社聚会时，他正在和一些人讨论他儿子去世中发生的不寻常事件，他注意到妻子透过玻璃门看着他。他写道："我知道她在想什么，她知道我正在谈论什么。我想把自己的经验传达给别人，这是我痊愈过程中的一部分。然而她认为，随便谈论我们家发生的苦难，这种做法太轻率。我们双方都没有错，只是我们恢复的方式不同。"为了共同努力走过悲伤的旅途，有必要理解和尊重每个人不同的悲痛方式。

另一个难题是自责或互相指责。孩子死亡时如果父母中有一个人正在现场，这个人会责怪自己，而另一方也可能会责怪他或她。这样的责备会带来内疚、冲突、愤怒和不满，带来破坏性的后果，毫无好处，但这也是人类最自然的情感。如果孩子去世时父母就在现场，而且出现了自责或互相指责的情况，强烈建议寻求专业人士的帮助。面对过于复杂的情绪，往往需要第三方的帮助。

妥协

芭芭拉·D. 罗索夫对夫妻的建议是："你会永远记得自己的孩子、孩子的去世。但是，如果就此放弃你与伴侣一起度过的生活和享有的快乐，并不能缓解失去孩子的痛苦。你必须找到办法继续生活下去，这是为了你自己，也是为了你的伴侣。你无法迅速恢复平衡，总会遇到挫折和意外情况。你们俩都需要耐心。"

为了真正前进，你们需要互相促进，学会妥协的艺术。

保持联系

即使你们深深陷入悲痛中，也不要放弃你们作为夫妻彼此之间的联系，专门留出两个人共度的时间，不要把对方关在心门之外，否则，当你们终于走到悲伤旅途的终点时，却会发现对方已经变成了陌生人。每天至少留出 30 分钟的时间坐在一起，讨论感受，以及这一天面临的挑战。如果你们还无法讨论这些话题，试试回忆过去的时光。如果现在连说话都成了很困难的事情，只要握住彼此的手或者互相拥抱。这样每一天的沟通，让双方都能知道，你们正在共同努力度过这场悲剧——两个人一起。

单亲父母

对于单亲父母来说，失去孩子的挑战尤其严重，他们只能独自面对这个事实。如果去世的是唯一的孩子，单亲父母发现家里只剩下自己一个人，周围安静得令人窒息。

单亲父母往往会在悲伤的旅途中蹒跚更长的时间。有些人几个月就能恢复过来，单亲父母却可能需要好几年。对于单亲父母来说，找到一个支持网络尤其重要，无论是面对面还是网络在线交流。在你重新站起来的过程中，找到其他失去孩子的父母，是一个极其重要的部分。要格外关注自己的需求和情感，并寻求专业人士或支持团体的帮助。

父母的其他孩子

哈里特·萨尔诺夫·希夫在她的著作《丧子的父母》中，谈到了一个最困难的问题："活着的孩子很少能从父母那里获得一丁点安慰。"他们会觉得父母抛弃了他们。父母的悲痛是那么强烈，他们在情绪上已无余力顾及同样悲痛的孩子。

面对突然而至的悲痛，父母需要考虑到其他孩子的感受。孩子们正在努力应对兄弟姐妹的去世，同时却又发现他们与父母之间产生了陌生的距离感。要让活着的孩子明白，你正在面对悲痛，但你的行为并不意味着，你对他们的爱或感情发生了变化，这是很重要的。

失去孩子之后，一种常见的情况是想要"留住过去"。有些父母会以孩子的名义创立一个团体、组织筹款，或举办其他纪念活动。希望能够让世间记住这个孩子，这是一个令人钦佩的目标。然而，这些纪念活动耗费时间和精力，容易让父母忽视或忘记活着的孩子也需要爱。

类似的情况还有，如果父母总是经常提到去世的孩子，把重点放在这个孩子身上，其他孩子很快会感到自卑、被人忽略，认为自己完全不重要。在6个月到1年时间内，经常提到去世的人是很常见的事，但在那之后，为了保持家庭健康和完整，必须从悲剧中走出来。这并不意味着我们已经忘记，而是意味着我们开始把目光投向未来。保留着过去生动的记忆，同时创造新的回忆。

失去孩子后你可以做什么

举办长期的纪念仪式

许多家长发现，以孩子的名义命名一个纪念仪式、一本资料手册，或者一个组织，能够为他们带来很大安慰。在我们的采访中，有些父母会印刷关于酒后驾车、吸毒、自杀、黑帮等方面的资料，在当地社区中分发，或刊登在全国各地的报纸上。有些父母成立了各种团体组织，现在已经在全国范围内活动。有些父母会以孩子的名义设立奖学金，颁发给与去世的孩子兴趣类似的孩子们，这些做法使他们获得内心的平静。凯勒是美国著名的滑水运动员，一直很喜欢参加滑水比赛。布鲁克的家庭为了纪念他，每年在他最喜欢滑水的湖上举办一次比赛，向获胜者颁发奖金和奖牌。

国际星辰注册

"纪念你所爱的人，给他一颗星星！多么神奇，以你的孩子的名字来命名一颗星星！自1979年以来，国际星辰注册使地球上的人们实现了这个梦想，这是个独一无二的机会。此外，当你通过同情与支持母亲组织（MISS）购买星星时，部分收益将直接捐赠给MISS和亚利桑那州婴儿猝死症联盟。"星星套装包括一本证书，一个调整好可以看到那颗星星的望远镜，一张大型星图，上面把你的那颗星星圈起来，一眼就能看到，一本天文小册子，一封悼念信。

捐 赠

伊丽莎白·A. 约翰逊在她的著作《失去亲友后的生活手册》中建议："把孩子的玩具和其他物品捐赠给儿童之家，或者医院和疗养院的儿童角，这也许能够帮助你痊愈。你的孩子的遗物，会把能量传递到其他孩子。他的一部分，继续照亮别人的生命。"

纪念册

在《此刻有你真好：陪伴悲伤者走过哀痛》中，琼恩·西萨·柯尔芙写道："人们肯定会保留遗物、纪念品，甚至一些服装。在这个时候，把旧照片放进相册中，是很有意义的事情。"

网上纪念册

互联网创造了新的方式，我们可以通过网上纪念册共同回忆并记住我们的亲友。把视频、文章、录音、音乐和照片组合在一起，建立一个长期网页，怀念并记住去世的人。

家里的孩子长大后，如果他们想要了解在他们很小的时候就去世的亲人，网上纪念册也是很有用的。

13

Thirteen

失去伴侣

"我完全无法把痛苦抛诸脑后，一次次走进死胡同……
有时候，我会觉得自己是不是正在失去理智。
原本熟悉的规则再也不适用了。
我感觉自己好像突然被丢到一个陌生的国度，
没有地图，每个人都说着我完全听不懂的语言。"

——凯瑟琳·L. 库里《当你的配偶去世时》

失去伴侣或配偶，带来的是毁灭性打击。我们的伴侣，同时也是最好的朋友、知己，和我们一起经历生活的高潮和低谷，一起走过每一天的日出日落。没有"另一半"的生活不完整，充满了缺憾，我们感到十分困惑。

与伴侣共同度过的时间越长，这种感受越明显。如果两个人携手走过很多年，彼此心灵相通，融为一体。那么，我们孤单地留在世间，感觉不仅仅失去了伴侣，也失去了整个自己。

失去伴侣后，生活压力骤增。需要面对财务问题，也许需要搬家，需要安慰孩子，但却没有人来安慰我们。

失去自我身份

伴侣，我们人生的重要部分。意外失去了伴侣，同时也失去定义自我身份的基础。这段时间内，我们身心疲惫，却还要独自一人重新寻找自己的身份。这个过程需要时间。朋友们和孩子们，可能会在我们还没有准备好的时候，鼓励我们继续前进，因为他们不愿意看到我们总是处于痛苦中。许多人认为，只要"回到生活中"，我们的痛苦就能有所缓解。他们是出于好意，但其实这样做并没有什么效果。

约翰·鲍尔比在他的著作《失去亲友》中写道："在建立起新的思维、感觉和行动的模式之前，必须先丢弃旧的模式，因此，失去亲友的人们几乎不可避免地时常感到绝望，不知自己还能找回什么，结果他们变得忧郁、冷漠。不过，如果一切顺利，这个阶段也许很快过去，进入一个新阶段，悲痛的人们能够开始面对新的环境，考虑自己要如何适应。这个重新定义自我、定义环境的过程，很痛苦但也至关重要，因为这意味着我们不再幻想去世的人还能活过来，不再幻想原来的生活还能恢复。在重新定义自我之前，我们无法展望未来的计划。"

起初，一切都很糟糕。每一天你都会想到一些新问题，产生新的烦恼。假以时日，你会发现自己可以在回忆、在兴趣爱好和思考中，获得片刻安宁。这将是你立起的第一块基石。找到平静的来源，记录在你的日记中。注意自己喜欢什么，不喜欢什么，形成新的观念，找到新的兴趣。你也许无法大步前进，想"逃离这一切"休息一下，却没有力气这样做。没有关系，只要向前迈出一步，无论这一步多么小，都是进步。

朋友圈子

　　一对夫妻在社交中往往会被视为一个整体。当夫妻二人只剩下一个人时，往往会与以前共同认识的朋友失去联系。这有很多原因。只剩下你一个人时，与其他夫妻交往可能会有些尴尬。尤其是，如果你们当年是作为一对夫妻与他人认识的。

　　在友谊褪色的过程中，回忆起到很大作用。当我们与以前认识的其他夫妻在一起时，我们回忆起过去的时光。其他夫妻会觉得，讨论或回忆那次事件令他们不自在。相反，当我们已经准备好继续前进时，别人却仍在谈论过去。这意味着失去亲友的悲剧使我们与其他人渐行渐远，因为死亡会让人们感到不快。

　　对于年轻夫妻来说，伴侣去世是一次十分特殊的经历。我们的密友圈子里几乎没人有过这种经历。虽然朋友们会陪伴着我们度过这次悲剧，但他们并不能切身体会。我们重新面对生活时，已然心碎，看待世界的眼光和以前完全不同。回到友谊中，却已经变成了完全不同的人。生活状态也发生了很大变化。观念上的差别会使很多友情逐渐消逝。

　　友谊褪色的另一个原因是，我们经历的悲剧会提醒别人，亲友去世的悲剧可能发生在任何人身上，发生在他们认识的人身上，甚至他们自己身上。虽然这样解释友谊的消逝无法为你带来多少安慰，也不能使朋友们的行为显得合理。然而，你需要记住几件事情。首先，不要认为再也无法保持这段友谊。给每一段友谊一个机会。其次，如果一段友谊最终逝去，你需要面对的挑战不仅是失去伴侣，还有失去友谊，但这也为你留出了成长的空间。等你准备好了，就可以开始培养新的友谊。最后，找一个由情况类似的人们组成的彼此紧密联系的支持团体，成员们在悲伤的旅途中各自走在不同阶段，让这些人成为你的精神支柱。

挥之不去的记忆和画面

很多丧偶的人都说，他们看到了自己心爱的人的影子，能感觉得到他们的存在。你可能会梦到伴侣仍然活着。调查表明，大约有三分之一到二分之一的丧偶者有过这类经历。不必为此感到困扰。你可能会觉得你的伴侣就像守护天使一样，始终陪伴在你身边。

心里想象逝者的画面对丧偶者会有所帮助。I. O. 格里克在1974年针对波士顿的寡妇进行了一项研究，他发现："失去丈夫的女人如果能在内心中与她丈夫对话，通常有利于痊愈的过程。"如果我们继续与所爱的人沟通交流，敞开内心感受他们的存在，倾听他们的指导。无论是真实的还是虚构的都没关系。在我们走过悲痛的过程中，学着与所爱的人交流，能够带来很大安慰。

玛丽莲的故事

"在漂亮的新房子旁边的林地上，我们种下了郁金香和水仙花，这里就是我们梦想中的家，所有的孩子都会喜欢这里，我们将在这里一起慢慢变老。可是，我们在这里只不过住了5个月，盖瑞突然因脑血管瘤去世，我的整个世界变成了一个黑暗、恐怖、孤独的地方。没有什么语言能够充分描述，突然而至的死亡带给我怎样的震惊和恐惧。这是多么不合时宜，尤其是，我所爱的人甚至从来没有生过病。他曾在海军陆战队服役，从越南回来都毫发无伤。他怎么可能现在去世？

一次流感。他去世前那天晚上，我们以为只是一次流感而已；一夜之后，天翻地覆，生活的支持消失了；一夜之后，沉重的悲痛令人难以承受，就像一块巨石压在我心上。我们两人以前都结过婚，离过婚，最后终于找对了人。我们一起度过了7年，从来没想过，死亡会这么快就降临到我们中的一个人身上。我们总是说，只要我们拥有彼此，我们就能面对任何事情。我们曾经一起讨论过死亡：我们的儿子丹，波斯湾战争期间曾作为美国陆军通信兵服役。我曾在一家临终关怀疗养院当义工，我的朋友凯西，两周前突然去世，还有我照顾的一位晚期病人，就在我丈夫去世前一周刚刚去世。盖瑞鼓励我在凯西的葬礼上致悼词，他一直对我的神学院学历引以为傲。我做梦也没有想到，仅仅两个星期后，我会在同一座教堂里，为盖瑞做同样的事情，那是圣诞节前三个星期。我更没有想到的是，盖瑞去世后几个月内，我的祖母和另一位密友也相继过世。

支持团体……没错，我参加了所有的支持团体。最后我甚至亲自组织了一个支持团体。我痛哭流涕，朝别人大吼大叫，但我觉得，盖瑞的死太意外了，我身上发生的事情是完全不同的，我们没有机会做出最后的计划，没有机会安排好一切，没有机会说再见。我对上帝气得发疯，这个玩笑太过残酷，我觉得自己正在失去理智。最糟糕的是，我失去了信仰，我感到被人遗弃、漂泊无依、受到惩罚、十分恐惧。我一生信仰上帝，但现在却陷入了地狱。人们期待我'克服悲痛走出来'。但我始终每天都在半夜醒来，脑海中反复萦绕着当时的画面，盖瑞在浴室里倒下，急救人员找不到我们家，我怎样疯狂地跑在路上找他们；还有，我是怎样让盖瑞独自一人躺在浴室的地板上。'如果当时'的想法折磨着我，让我感觉自己非常失败，仿佛我原本一定能够救活他。医生告诉我，他的动脉瘤太大了，即使这种情况发生在医院里，他们也无法把他抢救回来。然而，我的脑海中仍然反复不断地重放每一个画面，最终我感觉失去了生命的支持。夜惊、恐慌症、胸痛、迷失方向、完全自暴自弃。我在抑郁症里越陷越深，无法工作，无法祈祷，做不了任何事情。我觉得自己正在慢慢死去。

我问心理治疗师：'你的妻子突然去世后，你究竟是怎么过来的？'他回答说：'我完全疯掉了。'这句话为我带来的帮助，也许比什么都重要。如果连心理医生在他妻子死于意外时，都会感觉疯掉，而他现在仍然活得好好的，还能正常工作，那么也许，我也还有希望。我每星期都去见医生，尝试了不同的药物，我在各种书籍里寻找关于猝死的资料，但几乎只有一两个句子涉及这方面。我继续参加支持团体。我在想，死亡在美国为什么是一个禁区？现有的文献仿佛都集中在'干净利落'的死亡上，也就是已经有所准备的死亡，可发生在我身上的事情完全不是这样。

最后，过了7个月，我终于能够将盖瑞放在地板上的鞋拿走。把他的鞋子收走这个动作，使我意识到他真的已经去世了。我的抑郁症更严重了。与此同时，我儿子在海湾战争中患上的疾病也开始恶化，他不得不多次住院治疗。我在自己的车里尖叫起来，一直尖叫到喉咙和颈部都开始疼痛。我一直在哭。一个人怎么可能流出这么多眼泪？我们亲手种下的鲜花，在次年春天绚丽灿烂地绽开，仿佛什么都没有发生过一样。世界仍然在继续运转下去。但这怎么可能？我的整个世界已经永远改变了。我想死，但为了儿子，我必须活下去，他一直病得很重，他需要我。

治疗仍在继续，11个月后，我重返工作岗位，但我并不能说真的'在情绪上已经恢复正常'了，我感到非常孤独。人们总是说：'你现在肯定好一点了，毕竟已经过去了一年。'人们对待我的态度就好像死亡会传染，他们不知道该说些什么，于是他们什么也没说。他们不确定我是不是仍然感觉像在地狱中，我给人的感觉很反常。我把自己封闭起来，把一切埋进心里。我再也不喝茶了，改为喝咖啡，因为盖瑞以前每天早晨都会为我倒一杯茶，放在床边，这些充满爱的小细节，令我无比怀念。拖了好几个月、好几年，我终于能把盖瑞的衣服收拾起来，捐赠出去，但即使到了现在，已经过了5年半，我仍然会时不时地在意想不到的地方发现他的物品，然后流泪。我卖掉了我们梦想中的房子，卖掉了他的汽车，把他的书捐给图书馆，衣服和纪念品送给他的朋友和家人，盖瑞的骨灰躺在弗吉尼亚州的匡蒂科公墓，我在壁橱的架子上放了一个纪念物。

我仍然受到抑郁症的困扰，但现在回头看看，自从我的世界彻底瓦解的那可怕的一天之后，我已经走过了漫长的旅途。盖瑞捐赠了遗体器官，帮助其他人获得生命中的一个机会。这就是他的愿望。去年我们结婚纪念日那天，我梦到了他。他手里拿着一瓶香槟，吻了我。我想他是要告诉我，他爱我，他希望我继续过好自己的生活。现在，我知道这是可能的，至少有朝一日是可能的。我相信现在我能走下去，但这毕竟是一次跌落地狱重回人间的漫长旅途。现在我正走在怎样的道路上，可以用我写的一首小诗概括：

寻找道路的人

你要学会

在呼吸时深吸一口气，

为防万一心碎来临时

你无法呼吸。

你要学会

多多少少找到一点依靠，

万一开始跌落深渊，

能够抓住什么，保持平衡。

你要学会

爱得更深刻，

生活随时会把悲痛带到你眼前，

幸福的时刻立即消失不见。

你要学会

更清楚地说出心底的话语，

把你的心意

明明白白告诉你所爱的人，

黑夜随时会以各种方式来临，

你的生活轨道随时会被打断，

盛开的玫瑰

随时会被靴子碾碎。"

——玛丽莲·休斯顿，于美国弗吉尼亚州斯普林菲尔德市

"两年来，我感觉自己已经完全疯掉了，而且越来越严重。在这两年间，我没有一分钟过着正常的生活。不仅仅是悲痛，这是一场彻底的混乱。我已经发疯了，真的。我是怎么走出来的？我不知道，因为当我处于这种状况时，自己并不清楚。"

——女演员海伦·海斯在她丈夫去世后写道

琼的故事

琼是一位经历过离婚和再婚的女人，她的前夫，也是她两个孩子的父亲，死于一次可怕的酒后驾车事故。13 年后，每当她回忆起他突如其来的去世，她的眼睛仍充满泪水，这给她和孩子们的生活带来了很大冲击。

"我们一起度过了差不多 18 年的婚姻生活，但汤姆去世时，我和他已经离婚了。虽然他有酗酒的问题，但离婚后我们仍然维持着友谊，主要是为了我们的两个孩子。我们甚至一起度过了圣诞节。但在新年前，他又一次喝醉了。当时我已经再婚，但新的婚姻生活不怎么顺利。汤姆去世那天晚上早些时候，他给我打了电话。那天晚上我儿子本来要和他一起去看电影，但我没让他去，汤姆听起来又喝醉了。总之，我接到了他从酒吧里打来的几个电话，想让我去见他，我拒绝了。我也接到了一个酒保打来的电话，或者也可能是和他一起在酒吧里的朋友，想让我过去接他。

我开始拼命祈祷，因为我知道，汤姆一直在艰苦地和酒精战斗，我向上帝祈祷，如果他在生活里要受到这样的折磨，如果他永远无法克服酗酒，还不如让上帝把他带走吧。我知道，我的孩子从他的行为里学不到什么好的东西。他们很难面对父亲的问题。

汤姆又喝醉了。但当时，我结婚两年的丈夫就睡在我旁边，所以我建议酒吧里的人给汤姆叫一辆出租车。我不记得他是怎么回答的了。过了三四个小时，我的丈夫已经去上班了，我的孩子们还没到上学的时间，正在熟睡中，我接到警察局的电话：'我是史密斯警长，我给你打电话，是要告诉你，汤姆·麦肯齐在车祸中去世了。我很抱歉。一般来说，我们会到你家里当面告诉你，但我们找不到你家的地址。'

我的心一下子沉到了地底儿，脑海里浮现出短短几个小时前我的祈祷。我要怎么告诉他的孩子们！我知道他们会有什么样的反应，我开始产生强烈的内疚感。不仅仅是因为没有去接他，也因为我向上帝祈祷，希望他能够从生活的折磨中解脱出来。不知道是不是很奇怪，我立即想到：'当我女儿结婚时，由谁来带她走过教堂？'我的思绪飘向各个方向。

虽然我觉得完全无法相信，我还是拿起手机打电话给我母亲：'你先坐下来，妈妈，警察刚刚告诉我，汤姆昨晚在车祸中去世了。'我一直在想，我得和汤姆说话，虽然我不知道我想告诉他什么。我觉得自己快要疯掉了。我要问他：'这是真的吗？你真的死了吗？'内疚感充满了我的整个心灵。

我很气愤，为什么他们要在电话里告诉我这件事？难道他们不能当面告诉我吗？我对警察非常生气。

当时我女儿珍妮13岁，儿子保罗16岁。我苦恼地发愁，要怎样把这件事告诉他们，心里庆幸他们还在睡觉。珍妮第一个醒了。我还没有准备好怎样和她说，我需要先让自己冷静下来。但她已经来到我面前。我决定先忘掉我自己的悲痛，一下子不再歇斯底里了，把注意力集中在珍妮和保罗身上。当我把这件事告诉她时，她难以置信地哭了出来。我让她不要惊醒哥哥，但我们又必须叫醒他。我们一起去告诉他。直到今天，我都不太确定他当时是什么意思，他从床上跳了下来，穿上一件衬衫说：'该死，我就知道！我应该和他一起去看电影的。'他已经感到内疚。

我马上想到，我必须给学校打电话，告诉他们我的孩子们今天不去上学，我还得打电话到我工作的地方。

警察知道我们已经离婚了，但他想知道，这个噩耗是由他打电话告诉汤姆的家庭成员，还是希望我来打。我请他先打电话给汤姆的兄弟，由他们把这个噩耗告诉他母亲。

我的孩子们感情上一片混乱。我们花了一小时，试着让大家冷静下来。一小时后，汤姆的兄弟打电话告诉我，他们做出任何殡葬安排都会考虑到我。虽然我们已经离婚了，我不会被排除在外。

我只能专注于我的孩子们。当时，我儿子最要好的朋友刚刚在一次悲惨的事故中失去了父亲和姐姐，我记得我儿子只想和他在一起。我知道这样做是有好处的。陪伴在他身边的人，最好是能够理解突然失去亲友的人。

汤姆的家人没有问及孩子们的意见，决定给他火葬。我想这对于珍妮和保罗来说很难接受。孩子们坚持要看着他们的父亲火化，即使那只是一个封闭的棺材。我想这样做有助于使所发生的事情更加真实。"

学会独自一人做事

假如你习惯依赖你的伴侣，一起旅行、开车、预订机票、收拾行李，现在，一开始最好先找其他人来帮你做这些事情。当你面对突如其来的悲痛时，最初的一个月，新的步伐最好不要迈得太快。

随着时间的推移，学会独自做这些事情将会很有帮助。有人说，独自前往一个陌生的地方旅行，面对一切可能性，有助于塑造性格。也有人更喜欢和朋友一起旅行。这两种方式都能令人成长。有些人和伴侣在一起才能找到对于这个世界的认同感和归属感。在这种时候，无论你是怎样逐渐摆脱对去世爱人的依赖，从长远来看是有益的。但要记住，按照你自己的步调去做，而非其他人的步调。你需要同情自己，告诉自己，痊愈并不是一个简单的、必然的过程。

对于大多数人来说，通过大量的自我反省或内心思考，再加上智慧的增长，才能意识到一段关系的真正意义。为什么你心爱的人会死去，你永远找不到答案。但也许你可以回答自己，为什么他们会出现在你的生活中，他们的生活和死亡为你自己的生活旅途带来了哪些积极的内容。

殡葬安排

玛丽安，一位带着两个年幼孩子的 37 岁母亲，感叹地说："我知道我的丈夫是个很好的人。我们谈过很多事情，尤其是对未来的计划。但我们从没有谈过葬礼，感觉那太遥远了。在我们这个年纪，谁会想到这种事情呢？当我不得不做出决定的时候，我尽可能做出最合适的选择。我一直想知道，我的选择是否正确，他想要的葬礼是不是这样。"

这种情况很常见。人们在充满压力的情况下，只能尽可能做出最好的选择。如果你能代表逝者做出选择，即使只是一个选择，都意味着，你对那人来说是个特别的存在。相信你自己。如果逝者其他家人的想法与你的愿望相悖，而且你相信去世的人也不希望这样做，你该怎么办呢？如果没有遗嘱或其他文件明确说明了逝者的愿望，你一定要记住，你是他/她的合法配偶，你有权按照自己的想法去做。

也有些时候，如果你们只是同居而没有正式身份，你也许很难主张自己的权利。有时，一位专业调解员或殡仪馆馆长可以帮助你们处理冲突。找一位中立人士，调解员或心理治疗师，最好接受过关于调解技巧、家庭暴力问题、财务问题及其他相关培训，请他帮忙解决争议。

带着孩子的丧偶者

情感需要

失去伴侣时，孩子们还没有长大，你面前的道路对感情和体力的要求都很高。你不仅要负责自己的生活，还要负责孩子们的幸福。

刚刚失去爱人后，你在感情上和体力上都感到筋疲力尽，履行这些责任充满挑战。

在悲痛的第一周，关键是让孩子们可以从另一个人那里找到支持。你需要用到自己的全部能量，推动自己度过每一天。请一位亲密的朋友来帮助你安慰孩子，不妨考虑让这位朋友住在家里。

要小心，不要花过多时间只关注孩子们而忘记自己的需要。你还需要克服很多自己的问题，为自己留出时间。你可以选择一个支持团体，或者每周独处一个晚上，获得需要的空间，面对自己的悲痛。在照顾好孩子们之前，你必须首先照顾好自己。自己是单亲父母的特丽·罗斯，在《单亲父母最佳资源》中说得很好："就像飞机上的氧气面罩'戴上自己的面罩，再帮助你旁边的孩子戴好'。"

在整个悲痛的过程中与孩子沟通

许多丧偶者会问到一个问题："在悲痛的过程中，我们要怎样与我们的孩子相处？"

不妨让孩子看到你的悲痛。很多时候，父母认为自己有责任完全控制住情绪，保持沉着冷静。但这样并不健康。孩子们找不到范例，就不知道如何处理自己的悲痛。如果你几乎不把悲痛表现出来，孩子可能会觉得自己的悲痛感受是不恰当的。不要害怕让孩子看到你的感情。对孩子们来说，相对于强烈的情绪，他们不知道如何面对，反而是沉默。同时也告诉孩子，可以直面自己的悲痛，不需要抑制。唯一需要注意的是，确保你不要依靠孩子支持自己。如果孩子们已经十几岁，父母有时会发现，自己好像是和一位朋友一起交谈和分享他们的悲痛。但无论多么成熟的孩子，只要他们还不是成年人，他们不应该成为去世父母的影子，或者在世父母的支撑。不要对你的小儿子说"你现在是家里的男子汉了"，不要让你女儿担起家庭主妇的职责。

不要回避所发生的一切，不要再也不提逝者的往事。想要让回忆栩栩如生，最好的办法就是，不要过于关注死亡本身，而是讲述逝者生活中的故事。孩子们不知道是否可以谈起自己的父母。他们可能会担心，提到妈妈或爸爸，会引起你的痛苦或悲伤。主动带头做出榜样，不回避提到你配偶的名字。虽然这也许很困难，但彼此交流确实会引领你走向痊愈。

作为未成年子女家长的其他责任

如果孩子的父亲或母亲去世，在世的家长会成为孩子们的主要照料者，要负责做出决定，决定上大学、财务、家庭规定、宵禁、其他限制，以及各种责任。父母和孩子都需要时间来适应这些新的角色。

新的单亲父母应考虑尽可能从外界获得帮助。有很多针对单亲父母的支持团体和资源。找一位同样是单亲父母的朋友，作为你的导师。

很多父母会发现，让孩子们一起参与重建家庭，会带来很大帮助。这样做对 10 岁以上的孩子效果更好。葬礼后一两个月，向他们解释，少了一位家庭成员之后，你们的家庭更需要团队精神与合作。集思广益，尝试各种事情，比如家务分配，帮助做晚饭，每周末的一天作为一家人一起活动等等。失去一个家庭成员，我们很难马上恢复正常，可我们的生活并没有停止。

孩子们需要一个稳定的基础，才能茁壮成长。基础包括坚持原有的各种规定和限制。一般来说，当我们在感情上疲惫不堪时，坚持以前的规定都变成了很大的挑战。尽可能让生活保持和以往一样的规律，使孩子们能够在安全稳定的环境中面对悲痛。

我还可能再次恋爱吗？

"我还可能再次恋爱吗？"这是一个常见的问题。"为什么要对另一个人许下承诺呢？我为什么要再冒一次失去爱人的风险？"当我们在一段关系中努力展现自己最好的一面、小心维系爱情时，爱的诺言有助于成长。而如果我们经历过突然失去心爱的人，以及之后的恢复过程，这会成为我们成长进步的基础，也许我们从未想过自己会以这种方式成长。

有些丧偶者期待新的爱情，但不知道如何开始。也有些人想到新的伴侣就会觉得内疚。什么时候是合适的时间，是否存在标准？《人物》杂志上一篇题为《重新开始》的文章中，作家、心理学家弗洛姆·沃尔什认为，要说什么样的迹象意味着你已经准备就绪，那是很微妙的。你不再一直都想着你的伴侣了，你不再梦到他们，当你和别人在一起时，你的脑海中不再一直出现他们的影子了。"失去心爱的人之后，人们不可能完全走出悲痛重新开始，随着时间的推移，你的痛苦会逐渐减轻。当你不再试图在新的伴侣身上找到前人的影子，而是能够感受到他独一无二的气质时，你就会知道，你已经准备好再爱一次了。"

性的感觉也会重新出现。有些人会比其他人更快地感受到这方面的需求。美国退休者协会（AARP）的小册子《孤独一人》提出了以下观点："当你失去配偶时，也就失去了性伴侣。丧偶是一个痛苦的事实。但丧偶后产生性的需求是很常见的，你不需要为此感到内疚，社会禁忌和你的个人需求之间，可能存在冲突。你需要理清这些冲突，选择令你感觉最自在的方法。如果你在考虑选择新的性伴侣，要想清楚自己真正需要的是什么：性、亲热、交往、赞赏或拥抱。知道自己想要的是什么，可以帮助你了解怎样得到它。"

寻找意义

寻找这段关系的意义，可以更好地理解死亡。当你处在痛苦时，没什么是有意义的，自己是完全孤独一人。当你对于生活本身的信任已经彻底破灭的时候，在痊愈的过程中，能找回原本的信任就是最好的成果。问问自己："为什么要开始一次关系？"得到的答案可以帮助你找到心爱的人去世的意义。试着给出一个简单的答案，你也许会说："只是爱和性的激情，再加上渴望拥有家庭和生活伴侣，不就是这些使我的爱人或配偶吸引了我吗？"再问问自己，为什么"有必要"开始一次精神层面上的关系？也许是来自迫切的心理需求或精神需求，如果你相信转世轮回，也许会回答那是命运宿缘。无论你选择怎样理解，心爱的人去世带来的伤口，终究会逐渐愈合。你也许一直都在想："为什么是他？"也许从那一分钟开始，你会说："我明白了。"无论是什么"拉动"你走了出来，重要的是，你要试着认识到，这段关系（包括它的结束）有着特殊的意义，使你成为一个更完整的人。

你可以做什么

即使你已经开始了另一段爱情关系或者再婚，你对于去世伴侣的爱，在你的心里和你的生活历史中，始终占据着一个特别的位置。专门买一个盒子来装你的纪念品，在一些特殊的日子中，如果你愿意的话，可以打开这个盒子走入回忆。

捐赠

找一家对你去世的伴侣来说很有意义的慈善机构，做志愿者或捐赠钱物。

融为一体

把去世的伴侣一些特殊的个性或行为，纳入到你的生活中，这样，每次当你表现出这种个性或行为，等于是在纪念你心爱的人。

写信

许多丧偶者认为，通过写信来释放自己的情绪、记住自己心爱的人，是一种很有用的方法。准备一个笔记本，每次产生倾诉的冲动时，就给那个人写一封信。帕姆有一位客户，他的妻子在一次滑雪事故中意外去世，他有一本"情书日记"，每天给妻子写信。也许终究有一天，他不会再这样做了，或者不会再写得这么频繁了，但至少现在，这为他带来很大的安慰。

登一个讣告

在"纪念"和当地报纸上登一个讣告，纪念你去世的伴侣，这也代表着你生活中一个阶段的结束，另一个阶段的开始。讣告可以包含你去世的伴侣最喜欢的诗句、歌词、特殊图案或者想法。你可以选择任何对你们两人来说有意义的东西。

14
Fourteen
失去兄弟姐妹

"哥哥对我很好。

在我们的孩提时代，他总是什么都让着我。

在他去世那天晚上，他抬头看着我，

带着一点狡黠的微笑说：

'妹妹，这一次你得让我先走了。'"

——康妮·丹森写给哥哥弗兰克·达内尔的悼词

无论你的年龄有多大，失去兄弟姐妹都会带来很多特殊的挑战。我们失去了一位最亲密、最了解我们的人。我们和这个人一起长大。我们一起笑，一起哭，一起调皮捣蛋，打架，讨厌又彼此深深爱着对方。只有兄弟姐妹间才会一天又一天拥有着这份全方位的情感。

芭芭拉·D. 罗索夫在她的著作《最糟糕的悲剧》中谈到兄弟姐妹："他们是玩伴、知己、竞争对手，他们也可能互相保护、互相折磨，承担特殊责任。他们要比任何人都更了解彼此。世界上没有一个人能像你的兄弟姐妹那样，知道你成长的全过程。与他们相处，能够帮助你了解自己是谁，应该怎样融入家庭。"

失去了兄弟姐妹，我们就失去了自己的一部分，失去了家庭中的一部分，失去了和自己最相像，以及原本和我们共度未来的同伴。

在悲痛的过程中被忽略

失去兄弟姐妹，最困难的一个部分，就是在悲痛的过程中被忽略。这一点很容易证明，翻开很多关于悲痛的书，人们会发现，很多页的内容都是针对父母和配偶的。很难找到任何有关失去兄弟姐妹的内容。一位年轻人失去了妹妹，他不明白为什么每个人都在问："你父母还好吧?"却没有人问他自己的心情如何。《新闻期刊》杂志中，一篇题为《被遗忘的哀悼者》文章提到："……我很恼火。就好像每个人都认为，哦，我的天呢，失去一个孩子真是世界上最糟糕的事情，他们甚至根本没想到逝者还有兄弟姐妹。"

同时失去两方面

除了失去兄弟姐妹，在世的孩子往往也会失去父母的一部分。父母沉浸于自己的悲痛中，在未来几年中，他们很难像以前一样关注在世的孩子。许多孩子也会觉得无法接近父母。"我的父亲心里已经被别的东西占满了。"我们采访的一个人说，他很遗憾眼看着自己与父亲的关系不断恶化。《新闻期刊》的文章中，一位 35 岁的李女士说："我认为社会并不理解兄弟姐妹会感受到什么样的悲痛。这是一种被误解的悲痛，双倍的痛苦。"

仔细选择一个支持团体，或者一个支持你的人，确保他们能够理解失去兄弟姐妹时会遇到的特殊困难。

在逝者去世后最初几个月里，我们唯一能做的事情就是努力在悲痛的道路上走下去。在一年内的某个时间点，我们会惊讶地发现，当我们开始适应新环境、重新考虑长期的生活时，我们与很多人的关系都发生了变化。悲痛使每个人会有一段时间的生活得过且过，这段时间的长短，取决于我们以往悲痛的经历、支持网络、冲击的剧烈程度、我们所爱的人日常生活中是怎样的存在，以及我们以健康的方式走过悲痛的能力。当一个人只顾眼下，而另一个人着眼未来时，他们之间的关系就会出现裂痕。过一天算一天的人，除了直接与他们接触的人或事外，没有足够的精力或远见考虑其他的人或事。两个人在不同的轨道上越走时间越长，他们之间的隔阂就会越大。

经历过亲人去世，父母和在世的孩子受到冲击和在以后的生活中，会出现不断扩大的隔阂。一般来说，父母面对着最广泛的支持网络。使他们在较长时间内处于"亲人去世后的生活模式"，持续好几个月、半年，甚至更长，并且逐渐习惯于只专注于自己面前的挑战。不少人会帮助父母认识和承认失去孩子这个悲剧的事实，父母反而意识不到，失去兄弟姐妹的孩子正在独自悲痛，他们几乎得不到什么支持。他们感到与世隔绝、不知所措、孤立无援，感到自己仿佛不再与父母生活在一起，父母眼中不再有他们的存在。他们会更快地回到原本的想法和生活中。试着自己支持自己，或者从别处寻找支持。

如果你们之间的关系出现了隔阂，要积极采取措施消除隔阂，否则，裂痕会继续变大。你可能会觉得父母应该主动来接近你，但这种想法无助于解决问题。如果你以前和父母很亲近，那么想办法恢复你们的关系。

留出一些时间专门和父母在一起，专注你们的关系，让谈话主要集中在你或父母身上，而不是你的兄弟姐妹去世这件事。去世的悲剧可以另外安排时间来讨论。虽然我们无法把悲痛限制在严格的界限内，但我们可以引导悲痛的过程。试着定下一些规则，当你们在父母的房子里时，可以谈论亲人去世，而在公共场合中，尽量让话题只围绕着你或父母，你不需要把这样的规则或想法告诉父母，只需要用它来指导你们恢复健康的关系。渐渐地，父母会跟着你的步调，适应这种习惯。也可以使每个人的需要都获得满足。

理想化

父母把去世的孩子理想化，在世的孩子会感到痛苦。理想化是指希望看到的事情，而非真正的现实。在悲痛中，人们会使用这种方法缓解痛苦，或者让记忆变得更强大或更可靠。比如父母会说："她是个天使。她早早被上帝带走，是因为她对这个世界来说太美好了。"虽然这种说法并不是有意识的，但对于失去兄弟姐妹的孩子来说，他们可能会想，这是否意味着我不够完美，这就是为什么我还留在世间？也许你知道，你的兄弟姐妹并不那么完美，因为你们之间太亲密了，你很了解他们，能够看透这句话下面的真相，但出于尊重，你不会说什么。父母可能会"忘记"你的兄弟姐妹为他们带来的烦恼和难题，只记得那个孩子的优点和快乐。这等于是给失去兄弟姐妹的孩子立下一个高标准，反而使他们对悲痛中的父母出现反感情绪。

玛丽莲·E. 古德曼在她的著作《当一位朋友去世时》中写道："有时候，对去世的人，人们不愿意说出任何坏话。他们把他变成了圣人。世界上的每个人都有优点和缺点，即使已经去世的人也是一样。"

针对失去兄弟姐妹的孩子的指南

帮助孩子应对悲痛，你要记住，兄弟姐妹之间的关系经常变化。在他们成年之前往往是又爱又恨。他们在孩提时，上一分钟还是最亲密的朋友，下一分钟就变成最讨厌的敌人。这种双面式的关系，使悲痛的过程变得更复杂。在世的孩子会希望自己本来能够更友善、更宽容、更不嫉妒，产生强烈的自责和内疚感。"富有同情心的朋友"这一团体发布了一本小册子《关爱在世的孩子》："记住，悲痛会夸大孩子们之间正面和负面的感情，鼓励他们讨论这些感情。孩子们常常会感到内疚，或者感到要对兄弟姐妹的去世负责。向他们保证，兄弟姐妹之间的吵闹和负面的感觉是很常见的，不会导致死亡。"

作为兄弟姐妹的身份

兄弟姐妹会定义彼此的身份。"乔的姐姐"或"弗兰克的弟弟"。有兄弟姐妹的人，经常把自己和逝世的兄弟姐妹或父母相比较，来权衡自己。比如："我更像母亲，我兄弟比较像父亲。"当失去了兄弟姐妹时，这种身份仿佛被夺走了。由此充满了又苦又甜的回忆。

排行

名为"反对酒后驾车的母亲们"的团体，在宣传册《我们也受到了伤害》中写道："当兄弟姐妹去世时，你会发现家里的排行出现了缺口。如果最大的孩子去世了，老二就变成了老大。如果家里原本只有你们两个，现在你成了唯一的孩子。你会痛苦地意识到，兄弟姐妹的去世，给家里留下了一处空白，自己不知如何承担新的角色。"

他还是我哥哥吗？

随着岁月的流逝，我们的年龄逐渐增长，直到有一天，超过了哥哥姐姐去世那一天的年龄。布鲁克在撰写本书第一版和第二版时，就面临着这一挑战。

当我还是个孩子时，我和凯勒之间 4 岁的年龄差距似乎非常遥远。我上小学六年级时，凯勒开始上高中。我上高中时，他已经毕业了。在我们成长过程中，他似乎每件事都比我经历得更早：他先学会骑自行车，他先取得驾驶执照，他先买了汽车，他先去上大学，他可以独自去旅行，他可以更晚回家。我已经习惯了落后 4 年，我可以依靠（和信赖）哥哥的智慧和帮助。

当凯勒在 27 岁死于蜂蜇时，我几乎无法看清前面的道路。之后，我发现自己来到了悲伤的旅途中最困难的地方。27 岁生日前夕，我开始想"我比哥哥年纪更大吗？"我们现在同龄吗？他会比我年龄更小？虽然只是个小问题，但这个细节将定义我的生活。我纠结不已。

现在，我已经 33 岁了，理论上说，要比凯勒年纪更大。他一直活在我心里，他仍然是我哥哥。如果你在照料一位失去了兄弟姐妹的人，请注意悲伤的旅途中在这个重新定义的复杂过程中。你可以提供的，包括时间、空间，以及理解。

兄弟姐妹之间的冷热关系

兄弟姐妹之间的竞争，是成长过程中一个很自然的部分。有些家庭过于强调竞争，也有些家庭中几乎不存在竞争。你可能曾经和兄弟姐妹打架，口吐恶言，心生恶意。无论在你看来，这些事情多么疯狂、过分、可恶，请放心，这都是很自然的事情。我们心里感到内疚时，会夸大这些负面情况，把自己局限在对过去的遗憾中。大可不必这样。兄弟姐妹们通过这些竞争，才能了解对方，也了解自己在这个世界上的位置。每次想起这些，改为回忆你们共同度过的美妙时刻，无论是多么小或多么简单的事情。

为成年的兄弟姐妹感到悲痛

如果你已经组建了自己的家庭，离开父母的家庭，兄弟姐妹去世可能也会给你现在的家庭带来难以处理的问题。很多时候，我们兄弟姐妹与我们"新"的家庭关系并不亲密。在这样的交叉点失去兄弟姐妹，也许很难找到我们需要的支持。我们"新"的家庭渴望保持小家完整，为我们失去亲人感到悲痛，但很难真正认识到你正在经历怎样的悲痛。

失去兄弟姐妹，我们没有多少地方能够释放感情，可能很难与父母交流感受，因为悲痛已使他们筋疲力尽。我们犹豫该不该与配偶谈自己的情绪，因为他们也许并不那么熟悉我们的兄弟姐妹，无法真正理解。我们产生悲痛的情绪是很自然、很合理的，我们需要与别人谈一谈这些感情。如果你的住处距离父母、兄弟姐妹或了解逝者的朋友很远。在这种情况下，值得信赖的朋友、神职人员或支持团体可以为你提供帮助。

特丽的故事

"我和吉姆，就像大多数兄弟姐妹们一样，有时候是最好的朋友，有时候根本就是敌人。吉姆5岁时，我是他的追随者。兄弟姐妹之间的关系，像是一根特殊的纽带。我和吉姆非常了解彼此，从内到外。能够看到彼此最黑暗和最出色的部分，永远不会担心彼此之间产生距离。

我和吉姆是一对冒险家。从很小的时候开始，我们就一起进行各种有意义无意义的活动，探索这个世界。我们一起筑堡垒、挖池塘，想成为"勇敢的探险家"。我们摆摊卖烤串和柠檬水，为新游戏筹集资金。在许多方面，他就是我的救生圈。

我还记得，当他离家去上大学时，我才刚上高中。我是那么孤单。我不知道没有他的日子要怎么过。很强烈的苦闷，但远远比不上两年后的痛苦。

那天晚上，电话打来时我在睡觉。听见妈妈尖叫，我从床上跳起来。她手里拿着电话听筒，脸色惨白，爸爸僵硬地站在她旁边。吉姆的室友大卫，打电话告诉我们，吉姆去世了。在半个美国之外，我哥哥从他打工的音像店回去时，出了车祸。

我立刻明白发生了什么事。我什么也没有说，只是转过身，回到自己的房间里，把全身埋在被子下面。我想从这一切中逃离开来。我想从噩梦中醒来。

葬礼对我来说异常艰难。吉姆的尸体损伤得很严重，母亲不肯让我见他。但我还是希望能最后见他一面。我觉得这会对我有所帮助。

浓重的黑暗遮住了我的世界。朋友们都忙着选大学、考驾驶执照、参加舞会，因为他们从新生变成老生而感到兴奋。一切都那么年轻、天真。我已经看到了真实的世界，真希望他们很多很多年之内都不要看到。

我像机器人一样度过了高中的最后两年。直到离家上大学，离开了很多有着我和吉姆共同记忆的地方，我终于开始重建自己的生活。这个过程很缓慢。我在大学里见了一位牧师。一开始我们每周谈一次，现在则是每月一次。在悲伤的旅途中，与他人分享、关心照料别人，会带来不少帮助。

我今年就要毕业了，我感到很激动也很期待，虽然我仍然非常难过，我和吉姆已经不可能一起度过余下的生活了。有时我会感到这一切都不公平，但我会尽量不陷在自怨自艾中。人生苦短。

现在我经常和吉姆交流。我觉得他仍然和我在一起，他会倾听我的心声。这种想法为我带来安慰。我会永远怀念他，我已经可以微笑着回忆他，感谢他在世的时候为我带来的美妙礼物。"

——特丽，美国爱达荷州

十月——布鲁克·诺尔
摘自《漂泊者的影子》
我站在这个房间内，
一片空白，不再有你的存在，

总希望你还能回来，
叫着我的名字，
说这只是个玩笑，
我祈祷着，
希望一切能够回到以前
回到昨天，
你还在我身边的昨天。
你在水上行走，
我们梦想着走进星星，
儿时的梦想，
从白天到晚上——
当时你握着我的手，
现在我握着你的手。
希望能有什么办法，
抹去我经历的一切，
抹去我看到的一切。
十月秋天的阳光里，
你离开了。
我们所有人，
拼命想要坚持下去。
我的手
曾经握住你的手，
现在只能拿着你的照片。
石头剪刀布，
我们学会争抢……
那些日子里，我们还太年轻，
我们还没有意识到
我们所拥有的一切是这么少。
没有什么样的言语，

能够描绘你的灵魂，

抓住宝贵的往昔，

我们无助地看着，

日子一天天溜走，

寻找你的脸，

代表着一个仍然有你的世界。

我想重温过去。

带你回去，带我回去，

一遍遍重放，

每次都稍有区别。

我们在迷惘的森林中寻找原因，

却什么也找不到。

我们期待一个答案，

天空中飞过的鹰，

翅膀上只有问题。

虽然我无法理解，

究竟发生了什么——

我把我们的照片，

放在你的手中。

你一直陪伴着我，

我希望现在也一样。

我的兄弟，我的父亲，我的朋友，

我知道你仍然是，

我知道你永远是。

你可以做什么

原谅

当你处于悲痛中时，如果父母无力顾及你，或者不知道如何帮助你，要原谅你的父母。如果我们一直心怀愤怒，就无法为痊愈留出空间。一个很有效的方法，就是写一封信。在纸面上一一列出你所有的感觉。写下你的愤怒、你的恐惧、你的希望。写完后，把信纸放进抽屉里。在接下来的一个月里，时不时取出来读一下。感受你所经历的痛苦。一个月后，加上一句原谅你的父母的结语。然后烧掉这封信，让你愤怒的感情随着烟雾消散。

与你的兄弟姐妹"沟通"

在心里和兄弟姐妹交谈，就像以前一样。无论你们之间的关系如何——是好是坏——你们一定被紧密的纽带联系着，毕竟你们曾在同一个家庭中共同成长。和你的兄弟姐妹谈谈，让他的灵魂进入你心里。当你出现问题或疑虑时，找一个安静的地方，想想兄弟姐妹会给你什么建议。

回忆的笔记本

保存一个笔记本，记下以前的故事、珍贵的时刻，以及多年来一起度过的日子。随时给这本回忆笔记本增加一些内容。你可以在页面顶部列出当时的年龄，例如，某一页是你 2 岁你哥哥 5 岁时，另外几页是你 3 岁你哥哥 6 岁时。某段时间你也许会有很多回忆，为那些年多留出几页。

暂时离开一会儿

找个周末，暂时离开一会儿，面对自己的悲痛。我们往往并不想与父母或伴侣共同面对这些强烈的感情。如果已经结婚，我们可能觉得，把自己这些情绪告诉配偶或子女，会加重他们的负担。专门找个周末，不再考虑日常生活，而只需考虑自己，会非常有利于自我净化和自我成长。随身带个笔记本，还有这本书，做一些练习。留出一段时间在户外长途散步，与你的兄弟姐妹"沟通"。

15

Fifteen

殉职的英雄

死亡结束了一段生命，但不会结束一段关系。

——杰克·莱蒙

这些年，战争又重新回到我们视野中，影响了数万人的生命，成为我们关注的焦点。虽然家人、朋友和社会都了解军人承担着死亡的风险，但也并不能缓解悲痛的过程。很多时候，这些家庭必须立即远离朋友和支持，重建新的生活。他们的生活曾经完全围绕着军事，现在却只专注于，怎样在失去亲友的伤痛中继续生活下去。

"有些记忆永远与我同在。11 月那天上午的敲门声；带来坏消息的陆军军官严肃的眼睛；晨报的头条新闻《士兵死亡……》；坟墓边人们把折叠起来的国旗轻轻放在我手上，那种沉重的重量。我永远不会忘记军号在公墓里奏响了悲伤的音符，回荡在一列列沉默的墓碑上空。"这句话出自邦妮·卡罗尔在她丈夫汤姆·卡罗尔准将1992 年去世后，创立的遗属灾难援助方案（TAPS）。

支持圈子有限

你可能发现，在你周围，没几个人了解你所爱的人。失去他之后，你也许无法与别人分享美好的回忆和悲痛的过程。邦妮失去丈夫后曾说过："汤姆在军队里待了 20 年，很多人'认识'他，但没几个人'了解'他。"

军人家庭经常需要搬家。"当时我们搬到一个地方安定下来没多久，就失去了乔治。我的两个儿子原本因为搬家后远离老朋友而伤心，不得不又面对乔治的去世。现在，我们正准备另一次搬家。乔治只在这里住过一次，很短的时间。当然，人们能够理解，但我和孩子们在与其他人谈到乔治时，不得不讲述他的整个人生，因为人们完全不了解他。"

即使有人能为你提供支持，往往仍然会感受到剧烈的孤独、永别、悲痛。"不必独自悲痛"只是一种理论，在最初的几个月中，我们很难与人沟通交往，即使他们真正了解我们所爱的人，你只能独自走过一段悲伤的旅途。

吉娜发现自己在悲痛中孤立无援，她的一位朋友鼓励她与她丈夫的战友联系。"我已经收到了一些信，但还没有回。我不知道要说些什么。过了一两个月，我终于把回信寄了出去。我写了些关于我自己和孩子们的事，还有亚当对我们来说意味着什么。我描述了他的兴趣爱好，讲了个有趣的故事。我意识到，除了家人之外还有别人也会为他感到悲痛，不是因为他是一位去世的士兵，而是因为，这也使他们的生活中出现了缺口。如果可以的话，我希望人们能够回信，如果他们能和我分享一些故事或照片，我会很感激的。人们的回应令我很惊讶。我收到的不是短短的便笺，而是好几页长的故事。我几乎无法描述，我感受到了怎样的安慰。我会把这些信好好保存起来，等孩子们长大后和他们一起看，我一直和许多来信的人保持着紧密的联系。"

强烈的拒绝

一个军人家庭在统计上也许只计算了一名现役军人，但在许多方面，其实整个家庭都等于在服役，家庭成员支持他、照料他、为他祈祷。"杰克的死给我带来的打击比想象的更严重。虽然我们知道存在风险，但只有当我进入了一种拒绝的状态，才能在他为国服务的这些年生活下来。虽然一开始肯定会担心，但时间长了，这种感觉逐渐消退，接受了他离家服役的事实。如果我们心里一直不间断地担心他的生命，是无法维持家庭生活的。"杰克的妻子卡罗琳说。

有些家庭会感到惊讶，他们受到的冲击是如此严重，他们觉得自己本来对这些事是有所准备的，但死亡对于入伍的军人来说，并不是一种自动预测的事情。虽然军人的死亡率要比其他职业高，但人们肯定不会想到服兵役要以生命为代价。死亡只是一种可能性，而不是一个概率。正因如此，人们会不切实际地期待，与其他突然失去亲友的情况相比，这种事情带来的冲击会比较小。但事实上，最初的几个月会很艰难，因为军人家庭为了健康地度过家庭生活，会学着忽视现实和死亡的风险。震惊和否定的感觉，可能需要很多时间才能缓解。

政治上的挑战

每一次失去亲友的经历，对活着的人来说，都是一段独一无二的旅途。虽然也存在着一些共同点，但殉职英雄的亲人们所面临的挑战更为特殊，混合着私下的与公开的悲痛。很少有哪个士兵的故事会在全国范围内流传，而关于战争的新闻报道和反对意见，却充斥着我们的日常生活。"去理发或者看病时，在随手放着的杂志上瞟一眼，就能看到关于战争的报道；坐下来看电影时，也会被战争相关的内容打断。如果你经常措手不及地遇到这种情况，很难找到痊愈或前进的空间。"丹尼斯说，她很早就在伊拉克战争中失去了丈夫。

更加深入地剖析对于战争的观点时，活着的人们的悲痛过程往往会变得很复杂。如果这些英雄的去世变成了政治符号，可能会引起新的悲痛。

贾姬谈到了她在丈夫因路边炸弹去世后的感受："失去约翰后过了一个星期，我第一次自己离开家。我觉得自己需要摆脱这突然而至的一切。我觉得，观察没有被军队束缚的人们自由活动，可能会有所帮助。孩子的笑声、人们讨论并做出决定、约翰为之而牺牲的自由，能够让我有一两分钟忘掉心里难以言述的痛苦。我去了一家书店的咖啡厅，要了杯咖啡。其实我根本不喜欢喝咖啡，但他喜欢，我就点了。我才感觉好一点，旁边一群人开始阅读论及战争的杂志，然后议论战争是多么愚蠢，死伤是多么毫无意义。于是我明白了，对于很多人来说，军人死亡只不过是一个支持他们观点的数字。有些电视台播放了他的照片，一闪而过，大多数电视台连这都没有。我试着告诉自己，他们不可能了解隔着一两张桌子的我有多痛苦，有多生气。其中有个人正在打电话讨论由谁去接他们的儿子。我想过去告诉她，约翰再也无法去接我们儿子了。我想让他们知道，正是因为已经有那么多人死于战争，他们可以坐在这家咖啡馆里，谈论这些东西。但我什么都没有说，因为我的心完全破碎了。我没有喝完咖啡，一点都喝不下去了。突然，比起逃离我的家，我更想逃离这里。现在我已经变成了一个真正的反社会者。每个人都有自己的看法。但我希望能看到人们把看新闻和辩论的时间省下一半，用来寄出包裹或信件，支持那些保卫他们的人。"

遗属灾难援助方案

遗属灾难援助方案（TAPS）是一个非营利性的退伍军人服务组织，每年为成千上万面对亲人去世的美国军人家庭带来希望、痊愈、安慰和关怀。TAPS 完全不接受政府拨款。在美国军队中服役的任何人员去世后，TAPS 通过美国国防部和退伍军人事务部，向相关家庭发放关于 TAPS 和军队遗属计划资料。

遗属灾难援助方案（TAPS）的成立，是基于人们对军事悲剧的认识。1992 年 11 月，美国陆军国民警卫队飞机失事，8 名士兵遇难。遗属们在失去亲人几个月和几年后，向各种各样的互助组织寻求安慰，但只有当他们互相安慰、一起讨论他们共同的忧虑和问题时，他们才找到了力量，开始痊愈。他们认识到，在军事任务中失去亲人的悲剧，与其他失去亲友的悲剧完全不同。他们很骄傲自己的家人能为国家做出贡献，他们所爱的人最终牺牲，带来了巨大的悲痛。

TAPS 通过很多方式提供支持，其中包括：可以在任何时间拨打电话、论坛和留言板、一周一次的网上聊天、儿童露营，以及现场活动。

公众视线之外的军人殉职

当媒体上充斥着战争的新闻时，如果你所爱的人在军队中去世，大多数情况下会变成各种想象。人们通常认为，士兵死于他们在电视上看到的交战地带。这些想象并非想给你带来痛苦，只是人的大脑趋向于从曝光最多的事物中得出结论。当你所爱的人在战争期间死于交战地带之外时，你面对别人会有不自然的反应。

这个社会中的人们刚刚开始学习悲痛的词汇，在他们想象范围之外的任何事情，会使他们处于一个完全陌生的领域中，他们不知道如何应对。在这种尴尬的时刻，简单的一句"我很遗憾你失去了亲人"就足够了，很多人想也不想脱口而出。

帕特里夏记得，当她把丈夫去世的消息告诉一个熟人时，"我没有说他死于训练，因为我不想把详细情况告诉别人。我觉得如果人们想知道更多会开口问的。那位女士以为他是死在前线，她脸上充满了悲痛。我解释说情况并非如此，她看起来像是放下心来。她接下来说的话直到今天仍使我震惊。她说：'感谢上帝，你不必想象他死在那个可怕的地方。'我看上去肯定是一副非常震惊的样子，因为她不停地说着：'你试想一下，如果——'我完全不记得接下去她说了什么。我举起手，喊道：'住嘴!'直接走开了。她跟在我后面，我转过身来说：'你不明白吗？他宁愿自己死在战场。'我大喊大叫，人们都停下来看我，但我不在乎"。

利文森特在他的文章《一位父亲的悲痛》中写道："在和平时期，大部分军人去世都是由于高速公路事故、训练事故、飞机失事。军用飞机要比民用飞机复杂得多，飞行员必须不断训练，事故是现实的一部分。每个周末，很多军人开车驶过很远的距离去探亲、休闲娱乐。然后再驾车数百公里赶回来，避免错过宵禁时间。几乎每个周末都有人去世。"

我们心里充满了无益的想法，这是什么人的错误，"应该怎样——也许要怎样——本来可以怎样——"。这些想法毫无用处，只会使你的痛苦加倍。但是，你必须知道，这个人度过了很有价值的一生，这个人的去世绝不会是毫无意义或耻辱的。我们绝不能让负面评价玷污了他们的成绩。也绝不能让"原本应该怎样"的想法压倒了他们获得的荣誉。

我原本应该说……

在任何一次突然而至的死亡中，我们都受困于未能说出口的话语。士兵的去世会进一步加强这种情绪。以后回想起来，你可能会觉得，你所爱的人离去之前，你早就知道那里有着死亡的风险。他离去后你马上会想到你原本可以把自己的一切感受告诉他，以防万一。然而，如果我们对待每一次告别，都好像这就是末日，每次都一一列举我们所有的想法和情绪，表现出全部感情，我们将无法支持我们所爱的人、自己和家庭。

每年都有成千上万的人在车祸中丧生。但我们肯定不想每次下班和同事告别时，都详细叮嘱各种细节，把全部的想法、情绪和感情表达出来。为了继续生活下去，我们的力量要留在生的一面，而非死的一面。要知道，任何"原本应该怎样"的想法，都是不健康的，只会伤害你和你的家人。

骄傲地站着

无论形势、地点、军衔、时间或任何其他因素如何，有一个事实仍然不变。每一位殉职的英雄和他们的家人，都听到了也响应了支持国家的号召。利文森特以优美的文笔描述道："……我们所爱的这些人，他们每个人的性格、勇气、荣誉和能力，都远远超越了我们社会中其他人。他们的成就永远不会浪费或消失。如果他们还活着，今天也会为自己的所作所为自豪。现在，我们的责任是为他们骄傲。"

你可以做什么

与其他因士兵去世而悲痛的人联系

虽然一般的悲痛支持也很有用，不过，在悲痛的过程中，与经历类似、感受类似的人在一起，往往能够带来最大的帮助。

举办纪念仪式

你可以在任何时候举办纪念仪式，说出那些你想说的话。可以是入伍日期、死亡日期、生日、阵亡将士纪念日、退伍军人节、感恩节，或任何一天。这也是一个接触社会的机会，而且可以鼓励人们支持军队。

伸出援助之手

给你所爱的人的战友写信，也可以考虑寄个袖珍录音机到海外，请人们录下他们的回忆，再给你寄回来。

邦妮·卡罗尔，遗属灾难援助方案（TAPS）的创始人说："无论我们所爱的人是怎样的情况下或什么位置遇难，珍惜他们曾经度过的宝贵生活，才是真正的纪念。"一位 TAPS 母亲与我们分享了拉尔夫·瓦尔多·艾默生的这些话："这不是生命的长度，而是生命的深度。"决定参军，捍卫自由，即使这意味着走上危险的道路，也是勇敢的做法，体现出这个人的品格。他们的生命虽然短暂，却很有深度，他们度过了充实丰富的生活。

16

Sixteen

自 杀

"渐渐地，我才明白，
虽然我们可以帮助一个害怕死亡的人，
却无法保护一个害怕生活的人。"

——卡拉·范恩

死于自杀的人超过 90% 在去世时患有精神疾病。根据美国疾病控制中心和美国国家心理健康研究院公布的一项研究结果，自杀是美国国民第 11 大主要死因，根据有记录的数据，2004 年有 32 000人死于自杀，同时有超过 80 万人尝试过自杀。在美国，每年自杀事件甚至比杀人案件更多。从 1952 年到 1992 年，死于自杀的青少年增加了两倍。如今，这已经是年轻人的第 3 大死因，仅次于机动车事故和意外伤害。

美国疾病控制中心对高中学生进行的一项调查显示，34% 的女生和 21% 的男生曾经考虑过自杀，实际上在过去一年里，16% 的孩子定下了"具体计划"，8% 曾"尝试自杀"。

在各种失去亲友的情况中，自杀是最令人震惊的一种。特蕾泽·A. 兰多博士在她的著作《当你所爱的人去世后怎样继续生活》中写道："这可能导致你的自尊彻底破碎，你会强烈地感到自己缺乏能力、毫无价值、彻底失败。就像凶杀案一样，这次死亡是可以避免的。必须认识到，以这种方式失去一个人，尤其会使你受到很大伤害，亲人去世的痛苦反应会更加强烈。"

但别人的自杀并不是我们的错，是他们独自作出的选择。卡拉·范恩在《没有时间说再见：心爱的人自杀后的生活》中写道："我非常困惑，那个人的自杀中交织着无限的遗憾。我的脑海中不断重放导致哈利自杀的一系列事件，寻找我是否错过了逆转的机会。直到我开始接受，我丈夫选择自杀是他自己做出的决定，牢牢束缚着我的"如果当时"的想法，才终于松动。渐渐地，我明白，虽然我们可以帮助一个害怕死亡的人，却无法保护一个害怕生活的人。"

戴安娜失去了 17 岁的女儿。她是在浴室里上吊自杀的。戴安娜愿意与人们分享她悲痛的故事。以下摘自她的日记。

"一年前的今天，和今天很相似的一天，我发现女儿自杀了。告诉我这件事的是我丈夫。自那天之后，他和以前完全不同了，我也不可能和以前一样。

我从未感受过那样剧烈的痛苦。我是一个没有耐心的人，至少，我不喜欢持久不变的事情。我希望这一切结束，希望它现在就结束，但是，没有迹象表明会很快结束，这一切不会停止。

相对而言，有些日子感觉还好，有时候我可以度过差不多正常的一天。另一些日子，我很容易缩进一个角落，完全停止所有的一切。停止思考、停止痛苦、停止呼吸。

我希望不再对她感到愤怒。然而，除了那一刻，我无法思考别的东西，我一直都留在那里。除了为你带来痛苦的这件事，这个世界上所有该死的一切都完全不重要了。你唯一希望的就是这些痛苦能够消失，就像我现在一样。我很了解这一时刻的感觉。我已经有过好几次悲伤的经历，我现在就在这里。但我心里有些东西使我无法走出去，结束痛苦。我不得不带着这一切生活下去，希望随着时间的推移，这会融入我的体内，变成我的一部分，永远存在于我。

这方面的书籍会为你列出悲痛的阶段。没错，你会经历过这些阶段，但很可能并不是书中列出的顺序。这不是一门精确的科学，我越来越熟悉应对悲痛产生的影响，虽然这并不是我希望的。无法阻止它，不能无视它，它始终存在。你唯一能做的就是想办法应对这一切。

有时候，所谓的'应对'就是一连几个小时躺在床上，用遥控器把电视频道从头换到尾，脑子里什么都没有想。也有时候，是在房间里四处寻找、毁坏一切。或站在外面直直地盯着天空，希望看到空中闪烁着什么东西，直到脖子酸痛。

我们很容易突然爆发、指责别人。好几次我就是这样。指责自己，指责父亲，指责学校，指责医生，指责辅导员，指责……指责很容易，困难的是走出指责的阶段，最终接受事实。无论什么原因使她走到这一步，安娜结束了自己的生命。安娜自杀了。这是她自己做出的事情，不是我，不是她父亲，不是社会。

我经历着这一切，挣扎、失败、哭泣、尖叫。我疾言厉色、胡言乱语。我不断地向前走着，我终究会走出这一切，总有一天会的。我们所能做的也就是这些。我们中有些人可能放弃，有些人则不会。我不能放弃。

这里没有规则。到今天已经过了一年。人们希望我'从中恢复过来'，回到我以前的正常生活中。对不起，这是不可能的。我永远不可能回到从前了，我也会变得和现在不同。这就是悲痛的过程中的一部分，无论你喜不喜欢这样。该死的，反正我不喜欢。我不喜欢每回看到小兔子都感到痛苦，而不是'哦，太可爱了，安娜肯定会喜欢的！'我不喜欢看到特价的芭比娃娃，尤其是我昨天晚上看到的穿着皇后服装的芭比娃娃，安娜肯定喜欢。因为我没有理由购买她了。我不喜欢意识到我永远不会有外孙了，永远不会看到他的成长。我不喜欢在夜里醒来，回忆起她躺在棺材里的样子，这对我来说不是梦境而是现实。我不喜欢回家后28天都无法洗澡，因为每次我都会看到她挂在浴帘杆上，虽然当时我根本没有亲眼看到她那个样子。悲痛使大脑里发生了可怕的变化。一切都在变化，生活中残酷的事实。我伤得很重，像是一只正在舔舐伤口的动物，需要时间痊愈。我相信会痊愈的，按自己的时间，以自己的方式。

最后几天是朝着上帝呐喊的阶段。前方等待着我的是什么？为什么我必须这么坚强？为什么其他人不需要经历我所经历的一半？

我需要平静。思想的平静，灵魂和内心的平静。我并不抱任何幻想。我和安娜都很爱对方，我们一起度过特殊的时间，也有不愉快的时刻，但我们无法预知未来，也不能回到原先的生活里。如果可能，有些事情我肯定想改变做法。

昨天晚上，我迎来了我的教子。我看着他出生，这是一种多么奇特的情感体验，很有趣。在过去的几个月里，朋友圈子里有 5 个婴儿出生。人们可能以为这对我来说是痛苦的，但并非如此。我没想到自己还能乐观起来。特别是现在，我确实比较乐观。我的孩子走了，但每一个来到这个世界的新生儿，都是一个新的希望，一个新的机会去做正确的事情。

这是一个漫长而缓慢的过程。时常前进两步就会后退三步。但也有时候，你能够大步前进，不会后退。你只要不断迈出脚步前进。这就是我的做法。”

对自杀的常见反应

震惊、内疚、悲痛、愤怒、抑郁、拒绝

很多人认为自杀是可以预防的。于是，活着的人会感到强烈的内疚和愤怒，因为他们无法阻止所爱的人自杀。如果死去的人是你的孩子，这种情绪会更加强烈。“富有同情心的朋友”是一个支持团体，该团体的文章中写道：“孩子自杀会带来充满痛苦的问题、怀疑和恐惧。你的爱无法挽救你的孩子，你会担心别人认为你是不合格父母，由此带来强烈的失败感。要知道，作为父母，你给予孩子的是你的人格，无论好还是不好，而你的孩子所做的事情，主要是他们自己的决定。”

为什么？

"为什么？"自杀者的遗属会一遍又一遍问这个问题。"他（或她）为什么会舍弃自己的生命？"面对另一个人的自杀，这种"我需要知道"的想法变得越来越强烈。美国威斯康星州沃基根县心理健康协会出版了一本《自杀后的悲痛》的小册子，其中写道："为什么有人会自愿加快自己的死亡，或直接让自己死去？心理健康专业人员多年来一直在寻找答案，他们认为，如果人们感觉自己困于毫无希望的境地中，会选择结束自己的生命。无论实情如何，无论是否获得情感上的支持，他们感觉自己与世隔绝，生活和友谊已经完全抛弃了他们。即使没有身体上的疾病，自杀者也会感到剧烈的疼痛、痛苦和绝望。《自杀之后》一书的作者约翰·休伊特说：'与其说那个人选择死亡，不如说是选择结束难以忍受的痛苦。'"

最近，布鲁克作为支持人员参加了一位女士的葬礼，她 30 多岁，自杀去世。

我大多数时间都在倾听家庭成员和亲密朋友的谈话。每个人的心中最主要的想法似乎都是：她为什么要这样做？人们一直在努力理解她的处境、她的想法，想要搞清楚究竟是什么促使她做出了这样的决定。有时候大家都得出一致的结论，但没过一会儿，他们又开始问：为什么？我觉得，这个问题无法轻易回答。如果有人选择结束生命，那个人所处的境地，一定是我们无法完全理解的，在那个时刻、那个地方，甚至连自杀的决定都变得合乎逻辑。对大多数人来说，结束生命是一个无法理解的概念。正如悲伤的旅途只有亲自走过的人才能理解一样，我相信自杀的选择也是一条我们无法理解的道路。

虽然你永远无法完全了解一个放弃自己生命的人有着怎样的想法，但你不是独自面对这些疑问。有许多相关支持团体可以帮助你探索你的问题和感受，包括现场和在线（通过互联网）支持。

宗教与自杀

　　关于自杀和宗教，存在着许多复杂的情绪、想法和感受。加入教会的人，对于自杀持有残酷的观点，这可能是一段特别艰难的时刻。伊娃·肖在她的著作《心爱的人去世时怎么办》中写道："虽然圣经旧约中提到自杀，但没有具体意见，没有谴责或纵容。圣奥古斯丁说，自杀是严重的罪孽，天主教教堂和一些新教教派有时候对于自杀持有苛刻的看法。不过，所有主要的宗教理念，都已经不再认为自杀是重大的罪孽，但是，你需要原谅或忽略有些人从宗教方面提出的关于自杀的见解。"

耻辱

　　"富有同情心的朋友"团体关于自杀提到："自杀与耻辱联系起来，多半是由于早期文化和宗教的各种说法。关键是即使很难，你也要面对'自杀'这个词。对去世原因的保密，会使你在谈到自己孩子时再也无法感到快乐，也会使你把自己和想要支持你的家人和朋友们隔离开来。我们不应该太过注意自杀带来的耻辱感，而应该专注自己的痊愈和生活。许多父母谈到自己的孩子自杀时，更愿意用'自杀'这样简单的说法，而非'犯下了自杀的罪孽'。"

　　我们周围的人也可能很难理解和接受自杀。特蕾泽·兰多博士写道："我们需要知道为什么会发生死亡这种事，这是一种很正常的想法，在自杀的情况下会变得尤其强烈。"你需要努力回答自己的脑海中出现的问题。你需要切实回忆起你所失去的人——无论是好的还是不好的方面。只有等到你准备好了，才能自然地和别人谈到你的孩子。

心碎的悼文

爱德丽安·里奇
野苹果地的金牛座收获者，
来自沼泽浓雾摇曳微光中的使者，
十九年和十一个月
为所有自杀者说出你心碎的悼文：
赞美生活，虽然我们了解和热爱的一切，
已经变得像塌陷的隧道一样；
赞美生活，虽然窗口已经紧紧关闭，
我们了解和爱着的人已经没有呼吸的空间；
赞美生活，虽然我们是那么了解和爱着他，
怎么描述这种感情也不够；
赞美生活，虽然我们原本以为爱着我们的人，
变成了我们心中系得紧紧的一个结；
赞美生活，为我们了解和爱着的人提供空间和理由，
虽然他们的做法并不值得称赞；
赞美他们，当他们能够做到时，也是这么热爱生活。

雷切尔·瓦林，一位 30 岁的母亲，离婚带着 3 个孩子，她讲述了自己的故事……

"他本来可以不死。我父亲的自杀，是因为体内某些化学成分失衡，使他患上抑郁症。那是圣诞节前夕，当时我 14 岁。我为父亲把所有的礼物都包装好了，他使劲拥抱着妈妈，很久很久。然后，在我的生活中永远消失了。自杀，汽车尾气一氧化碳中毒。我原本是个害羞的人，我家刚刚搬到这里，我进入了一所新学校。当我面对这个悲剧时，我变成了成年人。许多孩子很残酷：'你知不知道你爸

会下地狱？因为他是自杀的。'这些言论令我万分苦恼，我每天晚上都为他的灵魂祈祷。

我从未就这件事接受心理辅导。相反，我的应对方式是为了爸爸做一切事情，就好像立定投篮。随着年龄的增长，我越发渴望各种亲情爱情，非常害怕失去亲友。有人离开家时，我仍然会感到焦虑，就好像他们永远不会回来。我总是要确保对他们说的最后一句话是'我爱你'。

对我来说，最有效的痊愈发生在他去世6年后。我做了一个梦，他对我说：'谢谢你们的祷告，现在我和上帝在一起，获得了平静安宁。'母亲告诉我，同一天她也看到了同样的幻象！我的梦和妈妈的幻象对我的痊愈意义重大。"

朱迪·科林斯在《歌唱的课程》中，写下了她儿子克拉克自杀后，她恢复的过程……

"克拉克去世周年之际，我从午夜梦中醒来。在梦里，我试图说服克拉克别去死，努力告诉他，他不应该结束自己的生命。我儿子眼里充满爱意，微笑着。'妈妈……'他说，'死亡并不是最终结局'。

如今，我已经不再被抑郁症困扰，我拥有了这些工具：

我读了一本心灵方面的书。

我给一位朋友打电话，她言语和蔼，声音具有鼓舞人心的力量。

我回想着生活中的美好方面，经常把这些记录下来。在我的生活中有这么多值得感谢的事情。

我和丈夫、朋友、母亲、姐姐一起微笑。

在静默的时刻，上帝的声音带给我力量，使我痊愈。"

你可以做什么

尽可能了解自杀，尤其要破除观念上的迷信。了解事实有助于减轻内疚感。

如果你发现你所爱的人可能存在创伤后应激障碍问题，考虑与精神健康专业人士讨论一下。

在纸上写下你的想法、问题和愤怒。不要把复杂的情绪埋在心里，否则就是在进一步折磨自己。每天留出"发泄"的时间。

在网上或身边寻找其他经历过亲友自杀的人，提出各种问题，你之前走过这条道路的人们，可以为你提供指导和力量。

直面生活现实。我们都是人。我们有做得到的事情，也有做不到的事情。事后回头看来，我们往往只会看到自己没有做的事情，或者"错过的迹象"。我们不可能为所有人做好所有事。我们不可能看到未来。我们无法知道，如果注意到"错过的迹象"或者做了当时没有做的事情，会不会改变最后的结果。

如果你被内疚感困扰，写下具体是什么使你感到内疚。给你所爱的人写一封信，写下那些令你内疚的事情，告诉他你感到多么内疚。再给自己写一封信，表示原谅。

记住，你无法选择或控制你所爱的人自杀的决定。但是，你可以控制自己怎样度过现在的生活，怎样展望未来，继续前进。

17

Seventeen

导致很多人去世的悲剧

"如今我偶尔会开车路过世贸中心遗址。

我对于曼哈顿市区的印象，

仍然是我脑海中那幅画面，很难改变。

仍然是街道上散落着巨大的飞机轮胎，

仍然是无数尘土和瓦砾中的飞机残骸碎片。

我们清理了这一切，在生活中继续前进，

学得聪明了一点，更尊重彼此一点。"

——拉·费米纳，纽约市政策官员

出自《时代周刊在线》，2006年9月8日，《我们生活中的悲剧》

灾难或创伤事件的影响，远不只是直接造成的灾难。就像重建损坏的建筑物需要时间一样，感受悲痛、重建我们的生活同样也需要时间，几个月，甚至几年。也许是生活条件的变化，导致日常生活也发生变化，使人与人之间的关系变得不自然，人们的想法和责任都有所改变。混乱的关系、角色和习惯，可能使我们感到非常陌生、无法预料。重建我们的感情生活也变得非常困难。

自本书第一版出版以来，新闻报道中列出的人员伤亡数量一直在不断增长。带走了数万人生命的海啸、卡特里娜飓风、9·11和其他恐怖主义行动、伊拉克战争等，在我们的生活中，作为一个民族和作为个人，很多人同时突然去世会对我们产生影响，我们要面对越来越多的群体和个体的悲痛。本章将讨论，导致很多人去世的悲剧中，我们所面临的更多挑战。

创伤

历史上，人们认为悲痛是抑郁症的一种形式，但美国卫生和人类服务部称，过去 10 年到 15 年间进行的研究表明，将悲痛定义为一种创伤更为准确。历史表明，大型灾难带来的创伤尤其严重。

经历过严重的创伤性灾难，带来的影响剧烈而持久，你心里会充满关于那个人去世的令人不安的回忆。你可能反复梦到逝者，不断重温他们去世时的片段，同时还会伴随着不符合你一贯性格的反应，长期处于兴奋和烦躁状态。很多人会突然爆发愤怒、过于警觉周围环境、对刺激产生过分惊恐的反应。

在创伤性事件中，我们产生的各种想法、情绪和症状，都是正常反应。每个人的反应会受到多重因素影响，包括个人性格、传统、我们以前和现在的经验。这些反应都将影响他（或她）应对和解决自己悲痛的方式。

具体的反应，以及不同的压力水平、悲痛、创伤，会根据你对这次事件的个人感受而有所变化，包括我们的生理和心理特点、气质、性格，以及潜在的长期个人影响。对于以前曾有过创伤经历的人，这些事件可能会再次引发症状。内疚或悲痛可能会使反应更加复杂或症状更加严重。

悲剧之后，人们对于已知世界、人性、心灵和自己的信仰，都面临着挑战。内心世界再也无法和以前一样，悲痛的人们肯定会发生一些变化，这样才能在"新的世界"中"找到自己的位置"。虽然很多人能够吸收或适应新的价值观，也有些人会无法找回自己原有的价值观和信仰。

伤亡惨重的悲剧之后最黑暗、最艰难的时刻，是亲友刚刚去世的最初几个月。从实际发生的大规模暴力事件来看，这段时间一般持续整整一年。悲痛的个人和家庭在努力痊愈的过程中，可能会被新闻报道、偶尔听到的谈话以及其他各种无法控制的外部因素，再次拉回悲痛的世界中。人们很希望把自己和外部世界隔离开来，限制这类外部因素的突然袭击。但是，为了能够适应这一切，最终继续前进，不能长期与世隔绝。对这类大规模的悲剧，多数都会建立专门的支持团体和资源，帮助活着的人继续生活。

执着于报复和惩罚

如果你所爱的人死于非命，死亡的原因可能是恶意、疏忽或某人的不负责任的行为。最初你的想法也许充满了报复和惩罚，这是因为你在回避自己的感情。放弃这类负面的强迫性想法，转向一些积极建设性的行动，例如纪念基金、为美国母亲反对酒后驾车组织（MADD）等做志愿者等等。想要缓解或停止报复和惩罚的想法，你需要确认，在你感到愤怒的人或事上面，你已经浪费了很多精力、很多自我。当我们终于认识到，那个人已经开始控制我们的思想和我们的生活，我们就可以采取措施，摆脱这些破坏性的想法，转而关注你要怎样生活来纪念去世的人上。如果一个人无意中造成了另一个人的死亡，他们很可能已经充满了痛苦和内疚。

在《以你自己的方式走出来》这本书中，作者马克·郭士顿医学博士和菲利普·戈德堡讲述了一位客户的故事，她的女儿惨遭谋杀，愤怒和自杀的想法占据了她的整个心思。作者鼓励她在生活中继续走下去。她说："如果我不能克服这些，我就无法继续走下去。"

"正好相反，"作者回答，"除非你继续在生活中走下去，否则你无法克服这一切。"他解释："只有推动自己进入日常生活，建立新的记忆，才能逐渐冲淡这些日日夜夜纠缠不放的、折磨人的想法。"

和孩子们交谈

在我们所爱的人去世后，与儿童和青少年谈到有关创伤事件时，要注意要温柔和缓地处理这一切，如选择一个合适的场合进行讨论。根据孩子的年龄，以及他们理解和应对能力，告诉他们合适的消息。当然，必须讲述事实，歪曲或隐瞒事实，会使他们更加困惑或产生不信任感。

- 花更多的时间和孩子在一起。
- 避免对某类人或某些国家形成恐怖分子的固定看法。
- 孩子们在情感上和社交上可能会暂时退步，他们需要确信你是爱他们的，他们是安全的。
- 鼓励青少年和你或他们的朋友交谈，说出他们的想法和感受。
- 注意一些迹象：长期孤僻、持续悲痛、离群索居、不切实际的探究。
- 让孩子们知道，我们的政府和执法部门都在积极努力保护我们。
- 用餐、休闲、娱乐和就寝，都坚持规律的家庭时间表，这有助于恢复安全和一切正常的感觉。
- 在开放、安全的气氛中进行讨论，鼓励他们提问。
- 讲述事实。
- 根据孩子的年龄回答。
- 如果你不确定怎样才能帮助孩子，寻求心理健康专业人士的帮助。
- 避免一次告诉孩子太多信息，使他们一下子难以应对。
- 不要提到太多会增强恐惧和忧虑的细节。根据孩子的提问，决定告诉他们哪些情况。
- 问问孩子他们在学校听说了什么，在电视上看到了什么。

恐怖主义的心理健康方面

资料来源：美国国家卫生研究院；美国国家心理健康信息中心。

- 没人目睹一次灾难后会无动于衷。
- 有两种类型的灾难创伤——个体的和群体的。
- 在灾难中和灾难后，大多数人会聚集在一起活动。
- 面对异常情况时，精神紧张和痛苦属于正常反应。

典型反应

恐惧和焦虑	烦躁
哭泣、呜咽、尖叫	困惑
过于依赖人	不听话
害怕黑暗或动物	抑郁症
害怕被单独留在家中	拒绝上学
害怕人群或陌生人	不愿意离开家
入睡困难	在学校的行为问题
噩梦	学习成绩下降
对噪声敏感	打架
使用酒精和其他药物	

创伤后应激障碍

人类面对完全不同于平时经历的极不人道的恐怖活动时，或者处于任何类型的创伤性、痛苦的或极具压力的状况下，将自己或他人视为"受害者"，往往不会带来什么帮助，反而会使人们的恢复能力大打折扣。虽然人们可能会觉得自己是"受害者",但作为灾难的"幸存者",应该重新振作起来,知道如何寻求帮助,做出积极的应对。

在严重创伤性和压力性事件后,急性应激障碍是一种常见反应。受到恐怖事件直接影响的人群,至少50%的人会产生一定程度的创伤后应激障碍,需要心理辅导才能有效地处理压力。

通往痊愈的道路

每个人痊愈的速度是不同的。什么时候恢复正常的情感、回到正常的生活并没有固定的时间限制。你会有"感觉不错的日子",也会有"感觉糟糕的日子"。给自己足够的时间,哀悼你所经历的一切,逐渐接受你无法控制的事情。

与别人交谈、悉心倾听,能够帮助你以一种有益的方式把感情表达出来。

尽量把注意力集中在日常事务上,试着规律地安排自己的生活,如运动、用餐等事情的时间。一定要向朋友和家人寻求支持,经常与他们联系。

如果还有其他人在同一次事件中也失去了心爱的人,你们可以依靠彼此,获得勇气和安慰。

不要觉得自己对这次灾难性事件负有责任,或者因为你无法直接参与救援而沮丧。

采取各种措施促进自己的身体上和情绪上的痊愈。可以保持你原有的日常生活方式,也可以进行调整。健康的生活态度,例如,健康的饮食、休息、锻炼、放松、冥想等,将为你和你的家庭带来很大帮助。

参加纪念仪式、典礼,作为一种表达感受的方式。

利用现有的支持团体,家庭、朋友,以及精神/宗教的发泄途径。

18

Eighteen
其他独特的挑战

"我所拥有的一切，就是一张纸，上面写着我丈夫已经去世。"

——爱尔莎，军人遗属

结束的挑战：如果找不到我们所爱的人的遗体

9·11事件的惨剧中，悲痛的过程不但很难开始，也难以完全结束。这会使悲痛的过程更漫长。如果没有任何形式的"证据"，无法找到去世者的遗体，我们很难面对一个健康的人就此死去的事实。我们选择殡葬仪式时，也会挣扎着接受我们所爱的人真的已经离开了我们。

《治丧手册》的作者海伦·菲茨杰拉德写道："如果你失去了所爱的人，找不到遗体，无法下葬，你也许会想，那个人真的死去了吗？这样的怀疑会久久不消，使你的悲痛更加复杂，还会延缓你的恢复过程……在这种情况下，你不想举办追悼会公开悼念去世的人。你不想放弃全部希望，盼着所爱的人还活着，不愿意现在就让生活中这一部分就此结束。你有权等到自己准备好了再举办追悼会。这绝不是对逝者不敬，这样的仪式可以帮助你纪念你所爱的人……你也可以在悼念会上做一个灵位，相当于一个纪念物，用以怀念找不到遗体的逝者。你可以把它放在公墓里，愿意的话，也可以放在家里。"

找不到遗体的情况下，可以找一个纪念物。公园里带有铭牌的长凳、放在美丽湖边的刻石或石堆、一个雕像、一项奖学金。一些真实存在的、能够切实看到的东西非常重要。这样的纪念物能够使我们的悲痛有所寄托。

安妮·玛丽在公园里种了一棵树。她的兄弟死在大海上，一直没有找到遗体，他是个热爱户外大自然的人。她得到了公园的允许，在树脚下放了一个纪念铭牌。每次当她需要安慰时，就来看看这棵树。其他人欣赏着这棵树的美丽，同时读着与她的兄弟联系起来的铭牌，同样也会使她感到一些安慰。

我亲眼看着所爱的人去世

我就在那里！现在我一直忧虑不安，究竟发生了什么？

如果你亲眼目睹了惨剧的发生，发现自己在脑海中一遍又一遍"像过电影一样"重放那次悲剧，你体内也许存在着"战斗还是逃跑"的反应，或多或少使你焦虑不安。克里斯蒂安·诺思拉普博士解释说："战斗还是逃跑的反应，是你的身体处理剧烈压力的一种方式，动用体内存贮的葡萄糖和脂肪，使你的肌肉获得所需的力量，保护自己不受伤害。但你的身体无法一直保持这种运转方式，当你忧虑不安时，你所有的免疫细胞都开始运行，让身体准备战斗。然而，由于实际上并没有战斗的对象，皮质醇会一直存在于你的循环系统中。这时你的情绪就会'中毒'。如果战斗还是逃跑的反应长期持续下去，会耗尽你的肾上腺激素，你会因为激素不平衡患上各种疾病……"

你需要专业的帮助或指导，摆脱这些焦虑不安的感觉。

我无意中导致了别人的死亡

我怎样才能原谅我自己，继续生活？

也许当时你在驾驶汽车、飞机或船舶。也许是你买了那张机票、选了那家餐馆、建议了那次旅行。但你又能怎样呢？你怎么知道自己会以某种方式无意中导致了那个人的死亡？你怎样才能继续生活？答案是，把重点放在"无意中"这个词上。无意中，意味着并不是有意的，并不是故意的。把下面这句话告诉自己一百次，或者写上一百次：

"我并不是有意导致_____的去世。"（填进那个人的名字）

如果你很难原谅自己，试着去帮助需要帮助的人。这是使你恢复自尊的最好的办法。你是有价值的，你的生命是有意义的。把那些自我谴责的力量用到别处去，帮助别人，或者参加一些需要你的宝贵天赋的团体组织。

非传统关系

你也许是逝者的前妻、继子继女，或者"另一个女人"。你也许并不属于传统意义上的遗属，并非"真正"的妻子、母亲和孩子，而他的亲戚朋友们似乎才是真正的家庭成员。然而你也有你的需要。帕姆的经历就是非传统关系中的例子。

"乔治去世时已经是我前夫了。我们离婚后，一起作为孩子的父母，发展出亲密的友情。他去世时，我觉得自己的悲痛没有合法的理由。一些漠不关心的人甚至怀疑，我对他的去世怎么会产生这么强烈的反应。我找不到适合我这种情况的支持团体。于是我独自悲痛，孤独一人。"

如果你与逝者的关系不合常规，使你找不到支持，你也许只能独自悲痛。本书中自我帮助的练习，对你来说会很有用。

如果在你的悲痛圈子里存在非传统关系（同时并不有违于你的价值观），尽可能体谅这个人的情绪和感受。

"一切突然来到眼前。

我们不知道是何时，是怎样，是为什么。

这将是永远的秘密，

一件可怕的事情，

掩藏在沉默中。

我们所爱的人突然去世时，

我们呆若木鸡，

我们停滞在生活的轨道上。

啊，我们多么希望他们能够回来。"

——摘自《当心爱的人去世时》

出自多洛雷斯·达尔《突然而至的孤独》

累积悲痛

也许这一次面对死亡，会使你再也无法承受。玛丽就经历了典型的一再"难以承受"的情况。玛丽的母亲死于一次心脏病发作，祖母在疗养院中去世了，最好的朋友因癌症去世，她丈夫突然死于中风。这一切发生在同一年里。一次接一次的去世，之间没有恢复的时间。因此，关键是要分别为每一个人的去世单独悲痛，否则你会感到所有的悲痛聚集在一起，令你完全无法承受。如果你觉得自己要面对的东西太多，难以有效处理，可以考虑请心理咨询师帮助你处理过于复杂的情绪。去见心理咨询师并不代表你很软弱，而是说明你在努力走出来，让生活回到正轨。

要注意，你也许正在回避一些难以面对的情绪。你必须从其他的生活事务中专门抽出时间，来面对这些情绪。参加一些悲痛的心理咨询或聚会，也会有帮助。试着每天至少安排两段 20 分钟，感受和处理自己的悲痛。也有不少悲痛者发现，定期留出一整天，不受干扰地面对悲痛效果更好。无论哪种方法合适你，关键是你要留出专门的时间。否则的话，你就无法继续前进。

当我们最黑暗的时刻变成了首页新闻

"死亡留下的是没有人能够治愈的心痛，
爱留下的是没有人能够偷走的回忆。"

——佚名

当人们经历了众所周知的悲剧时，悲痛的过程和去世的人，都会变成"公开新闻"。

24 小时新闻报道放大了悲剧的每一分钟，事情发生顺序、专业评论、受害者的故事……有些准确，有些失实。各种评论，关于逝者的情况、伤害（身体上和情绪上）、未来的脆弱性、是否要还击、推测原因、商业损失、重建费用、保护措施、耸人听闻的标题，电视广播里充斥着这一切。他们并不知道在你家里真正发生着什么。他们会做出推测，提出观点和意见，他们并不是直接失去亲友的人，只是记者，要报道一件对你来说非常私人的事。突然，你接到很多电话，来自媒体，来自几千年都不曾联络过的人。

没完没了的轰炸，你的私人生活被公开。媒体对你所爱的人去世的兴趣，以及对逝者家庭和朋友的兴趣根本无法避免，公众的注意加剧你的忧虑和痛苦。当然，媒体在调查和揭露事实中，会发挥重要的作用。选择一位朋友或家庭成员作为家庭的发言人，接待媒体的询问。如果发现媒体的新闻报道使你困扰，把这一点告诉记者们，并通过他们让人们了解，悲痛的人们是多么痛苦，希望媒体和其他人能够怎样支持这些悲痛中的人。

应对媒体的建议

● 广播电视公司显然有责任谨慎处理这些事件。如果他们过度骚扰你，或者你担心更严重的情况发生，可以联系美国联邦通信委员会，www. fcc. gov。消费者和仲裁专家将回答你的问题，帮助你提出投诉。

● 报纸和记者一般想得到逝者及其家庭的照片，有时为了拿到照片他们会做一些越界的事。想一想你希望逝者以什么样子被记住，选这样的照片，交给记者。

● 选择一位朋友或家庭成员，作为家庭发言人，接待媒体询问。为他们提供照片的副本，以及各种基本信息。

你也许并不想与媒体合作。也许他们对你或逝者的兴趣过于冒昧，或者使你感到痛苦，你可以采取措施减轻自己受影响的程度。

● 委托一位发言人处理媒体的电话、问题，代表你联系媒体。委托发言人读一份你事先写好的声明。媒体和公众总是在追寻各种信息。虽然你的悲痛属于隐私，但如果你失去亲友的悲剧是一次公众事件，由别人转述经过选择的信息，有助于满足媒体的兴趣。你也可以考虑利用媒体转述想要告诉其他悲痛者的话语，支持一个团体，或者告诉公众怎样能够为你带来支持和帮助。

● 有时候，媒体也可能为你带来帮助。他们可以提供一个平台，让你表达愤怒，或者让世界知道你是多么需要他们的支持。如果他们展示出你所爱的人的照片，伴以溢美之词，也会有帮助。你可能希望通过媒体设立一个纪念仪式或一项奖学金。确保有人随时了解你的媒体联络者的名字、电话号码和电子邮件地址。

Part IV

第四部分

悲痛的道路

在最后这一部分中，我们研究了多种支持方法，探索信念能够起到的作用，提供一些从悲痛中恢复的理念和练习。我们并不是要指导你或告诉你怎样做，而是要陪伴在你身边……在你踏上悲伤的旅途时，从失去亲友到自我发现，从剧烈的悲痛到可以控制的悲痛，从迷宫的起点到终点。

最后，我们讲述了自己正走在这段旅途上的位置。我们留下了1999 年最初的记录，以及到了 2008 年的今天，我们的悲痛是怎样的历程。

19

Nineteen

面前的道路：了解悲伤的旅途

"我们无法'克服'生命中最深切的痛苦，也不想这样做。
一个曾经经历过这一切的人，无论'这一切'究竟是什么，
不可能问出'你恢复过来了吗？'这样的问题。
这是一个令人不安的问题，要求一种我们无法提供的东西。
在普通人的一生中，需要忍受很多痛苦、很多悲伤。
我们无法'克服'这些，我们只能学会带着它们一起生活，
继续成长，继续深入，继续理解……"

——马德琳·英格《被卖到埃及》

每个人感受悲痛的过程不尽相同，但也存在普遍的特点。

一般来说，我们了解面前是什么在等待，就能做出更充分的准备，不至于面对狂风骤雨惊慌失措，"未知"总使我们充满担忧、恐惧和苦恼。本章的目标是多少了解一下面前的旅途，而不至于不知所措。

按年度区分悲痛的特点

除了悲痛的阶段外，每一年中都面临着独特的挑战。以下内容针对你在这几年里会遇到的情况给出了指南。不过，这些感受不一

定是按照这样固定的顺序依次出现。

第一年……一切都是初次经历

第一年的特点是迷惑、麻木、否认，有时会爆发出一阵快乐，随即产生麻木的内疚感，出现一段剧烈痛苦的时期，然后又回到麻木。在悲痛的云霄上飞车，早期阶段也会出现兴奋愉快的时期（例如"一个人待着真好"），然后是深深的低落（例如"我无法相信她真的离开了"）。在第一年期间，有些人说，自己就像机器人一样忙于生活中的事情，却感受不到真正的快乐。

我们很容易回忆起新生儿第一年的各种重要事件——第一次迈出脚步、第一次微笑、第一次牙牙学语、第一次真正说话、第一次长出牙齿。当我们失去一个人时，往往也会经历多得数不清的"第一次"。我们会第一次在没有心爱的人陪伴下去海边，第一次没有他参加的复活节晚餐，第一次没有他帮忙计划的旅行，第一次没有他的礼物的圣诞节早晨。每一次这种经历，都会在情绪上带来挑战，在身体上使我们筋疲力尽。请寻找一种方法与他人分享这些感受。参加支持团体或自己建立一个支持团体，和其他正在经历这些"第一次"的人在一起。你们可以一起讨论这其中的艰难和心碎，寻求安慰。

痊愈的过程也许早在第一年就已经开始。搜索资料，为自己的问题找到答案，这是痊愈道路上一个可靠的起点。如果你觉得自己还没有准备好，不要强迫自己。有些悲痛的人把自己的事务安排得井然有序，感觉这样可以从中获得安慰，使自己在失控的情况下，能够多一点控制感。一位律师可以帮助你处理一些细节。如今也有很多商业资源可用。在第一年里，阅读各种资料，了解关于悲痛的更多方面，也能够带来帮助。你读的东西越多，就越能了解自己处于什么位置。有助于认识到自己的感受都是正常的。

美国退休者协会关于纪念的建议

从追悼会上的照片拼贴到种下一棵树，我们有很多办法来说出"我怀念并爱着那个人"。可以从这些做法开始：

- 在她的纪念仪式上点燃一支蜡烛。
- 为你所爱的人做一本纪念相册。
- 为不幸的人们捐款或做志愿工作。
- 佩带一个带有逝者照片的别针。
- 以他的名义创立一项纪念奖学金。
- 写一首关于他的诗或故事。
- 到你们都喜欢的地方旅行。
- 在树上挂一样特别的装饰纪念她。
- 演奏她最喜欢的音乐。
- 把他最喜欢的衣服拼成一条被子。
- 与朋友和家人们分享关于她的回忆。
- 在教堂或教会里为她摆放怀念的花束。
- 做一个纪念盒，装一些特别的物品。
- 一直坚持他最喜欢的传统或习惯。
- 创立一项新的传统或习惯表示怀念。
- 挂起一只长袜，里面装满了对他爱的回忆。
- 让家人和朋友们聚集在一起纪念他。
- 大声读出你们最喜欢的故事。

第二年……整顿

第二年的特点是，重新考虑自己的生活，再次恢复条理。我想要在哪里生活？我要怎样支持自己？我该卖掉哪辆车？如果我回去工作，要怎样照料孩子们？儿子的衣服要怎样处理？妈妈的空房间要怎么办？这是一段重新调整的时间，往往没有什么机会安静地坐下来沉浸于自己的悲痛。然而，你一定要留出专门时间感受自己的痛苦和悲伤，这是痊愈的过程中最不可或缺的一部分。

在第二年中，现实带来沉重的打击。我们不能再假装所爱的人没有离去，或者否认这个事实，生活终究还要继续。周围的人们期待着我们"继续生活"。社会、同事，出于好意的朋友们，期待着你"恢复正常"。如果发现自己从悲痛中恢复过来的速度，并不符合社会期待的时间表，重新调整就会变得更加困难。

在这个阶段，有些人已经准备好制定新计划，确定个人目标、希望、恐惧和梦想。但想要在第二年中完全恢复过来并不现实。白天会更加明亮但夜晚仍会来临。你会变得更强大。这段时间很适合设立目标，开始处理一些想法、回忆和情绪。

第三年……恢复平衡

在第三年中，轻松的时间更长了，悲痛来袭的时刻，间隔也更长了。你可能每周只会有一次哭泣或悲伤，而不再是每天一次，以后则会变成每月一次。你几乎完全整顿好了自己的生活，也许已经克服了无法再次信任这个世界的问题。

在第三年中，你希望处理好自己的悲痛。你会重新定义、发现自我和世界，在这条新的道路上自信地前进。你也许正在寻找，或者已经找到了一种方式，把悲痛转变成有意义的回忆。如果你还没能开始痊愈的过程，最好现在就开始，或者搞清楚自己为什么无法开始。恢复的过程拖延得越久，在生活中找回自信和安慰需要的时间就越长。你需要至少三年时间恢复平衡，有些人甚至需要更久。

悲痛步骤

在布鲁克的悲痛步骤支持计划中，她发现有些人能够走过哀悼、摆脱悲痛的控制、走进各不相同却都很完整的生活中，他们的经历具有 10 个共同点。她据此发展出一套模式。并非每个人都按以下列出的顺序走过每个步骤，也不应该为每个步骤定下时间，如"到了第二年我应该_____"。

布鲁克发现，能够走到"接受生活"这一步的人们，有一些类似的地方：

● 他们不会用钟表、日历，或别人的期望来衡量自己的"进展"。而是让心灵和身体引导自己走过这个过程，感觉自己准备好了，就鼓励自己进入下一个步骤。

● 在他们经历的各不相同的悲剧中，他们都走过了每一个步骤。有些人是按顺序依次走过，也有些人不是。但能够走到"接受生活"这一步的人们，都以各种方式走过了之前的每一个步骤。

● 他们会一直坚持走过悲痛的过程，哪怕花费更长时间。虽然迂回的道路也许会使他们脱离这个轨道一天、一周或一个月，但他们终究会回到道路上。

● 如果他们在这个过程中的某个部分陷住了，难以摆脱，他们会暂停一段时间，但最终，他们会继续前行，而非就此停止。

本书中详细论述了前两个步骤。这是我们重新开始的基础，但并不是全部。本书中也提到了其他几个步骤，因为这些步骤涉及最初的悲痛过程，在情绪上和身体上带来最强烈的挑战。

没有提到的步骤，在我们失去亲友后第一年里，还不会面对，至少不会彻底完成。我们需要时间恢复精力、增加认识，才能走过余下的步骤。

我们收到很多信件提出疑问："我现在要走向哪里？"2000 年布鲁克还没有发展出这套模式，她自己都还处于刚刚失去亲友后的悲痛中。我们希望能与你分享这些资料，当你经历本书中的内容时，你并不孤独。

十个步骤

- 第一步：震惊和恢复

目的：从失去亲友的震惊中恢复过来，转向现实的基础。

- 第二步：感觉如同云霄飞车一般

目的：减少震惊的感觉，体会亲友去世带来的全部感受。

- 第三步：理解我们的故事

目的：找到开始、中间和结束，这样我们就能停止强迫性的想法。

- 第四步：承认和主动悲痛

目的：承认我们失去亲友的现实，全心全意为我们失去的人而悲痛。

- 第五步：原谅

目的：通过原谅来缓解我们不必要的痛苦。

- 第六步：信仰

目的：探索、定义、重建、修复我们对于生活或上帝的信仰。

- 第七步：寻找意义

目的：理解到即使是最深刻的悲剧，也有其意义，找到意义所在。

- 第八步：重新定义自己

目的：理解失去亲友带来的空虚感，以及这种空虚感会怎样改变我们的个人信念。

- 第九步：怀抱失去亲友的事实继续生活

目的：把寻找到的意义与我们的日常生活整合到一起。

- 第十步：接受生活

目的：我们有责任度过完整充实的生活。

20

Twenty

信　仰

"无论我们选择的是哪一种宗教，我们必须认识到，
它在过去已经引领其他人走过了'死亡阴影的黑暗山谷'，
这一次也一样。我们不是第一个涉足这段荒凉旅途的人，
就像我们知道，我们也不会是最后一个。"

——罗伯特·J. 马克斯，苏珊·温格豪夫·戴维森《面对最终
的结局》

信仰是个复杂艰涩的概念，不可能在一天之内说理解就能理解，
况且在悲痛的时候，信仰本身已经摇摇欲坠。正如罗伯特·J. 马克
斯和苏珊·温格豪夫·戴维森在《面对最终的结局：应对孩子的去
世》中写的，"我们都知道自己正处于痛苦中，我们会拒绝迅速恢复
过来。此时，我们都承认，信仰是一件很难把握的事情。很多时候，
我们是那么沮丧，甚至无法听到信仰告诉我们的东西"。

在悲痛的最初几个月中，我们往往顾不上关于信仰的复杂问题，
只关注着一些更基本的问题：为什么是他？为什么是我？怎么会发
生这种事情？亲友去世好几个月后，你才会重新面对信仰问题。有
不少人在悲伤的旅途中，自始至终相信上帝的恩典，从中获得安慰。
但也有很多人，会怀疑自己心灵和信仰的基础。

我们生活的世界突然变得模糊不清，每一个路口都存在着新问

题，很难轻易找到答案。事实上，恢复、寻找或重建信仰的过程，就像悲痛的过程本身一样，根本就没有简单的答案。我们只能一步一步地前进，直到终于找到自己的道路，走向理解的道路。

道路的分岔口

布鲁克注意到一个有趣的现象。失去亲友会使有些人的信仰更坚定，而另一些人却会成为失去信仰的原因。

远离……

贝萨尼信仰的天主教，为她指明生活的道路。她每周日去教堂，参加主日学校，每天虔诚祈祷，把孩子送进天主教学校，这仅仅是她生活中体现出信仰的几个方面。后来，她女儿从学校步行回家时，被汽车撞了，贝萨尼的信仰崩溃了。她向教堂寻求支持，却发现与她剧烈的悲痛相比，他们的建议肤浅无力。贝萨尼在女儿去世后3年，她仍然没有回到宗教的怀抱中。"并不是说我怀疑上帝的存在，我知道他就在那里。我只是不想再和他扯上任何关系了。"

接近……

9·11刚刚发生后，我接到一个女人电话，她丈夫是纽约的消防员，在援救行动中去世。凯丝打电话来是想知道，她能否以折扣价购买这本书，她想买好几百本，分发给纽约的很多家庭。我当然给出了肯定的回答，我们接着谈了一会儿。凯丝是3个孩子的母亲，一个6岁的孩子和一对1岁的双胞胎。她提到她丈夫一直是个"虔诚的人"，而宗教对她来说原本"可有可无"。然而，在他去世后，凯丝发现自己开始坚定地信仰上帝。

我们听到过很多像凯丝这样的故事，生活中从未信仰过上帝的人们，为了获得活下去的力量，转向上帝寻求帮助。想到上帝就在那里迎接他们所爱的人，很多人会从中感到安慰。

"刚过去的这一周我发现，

如果我的爱能够超越生死，

我去世的儿子对我的爱也是一样。"

　　　　　　——珍妮丝，"悲痛步骤"的成员

布鲁克发现，有两个因素影响人们远离或是接近信仰：（1）表现出悲痛和情绪的能力，（2）对信仰的接受能力。

对上帝感到愤怒

在这种黑暗的时刻里，很容易对上帝感到怀疑。我们会对原本以为绝不会改变或动摇的信仰产生怀疑。这并不是什么问题。即使赞美诗里，也充满了在黑暗和艰难的时刻对上帝提出疑问的诗句。

"我的神，我的神！为什么离弃我？

……为什么远离我不救我，

不听我唉哼的言语？

……我白日呼求，你不应允；夜间呼求，并不应声。"

约翰·W.詹姆斯和罗素·弗里德曼在《悲痛恢复手册》中写道："我们必须得告诉什么人，我们对上帝感到愤怒，同时我们不应为此受到责备，不要告诉我们这样做是罪恶的。否则的话，愤怒会永远存在，阻碍精神上的成长。我们知道有些人无法恢复宗教信仰，因为他们不能表现出自己真正的感受。在这样的情况下，悲痛者切断了自己最强大的支持来源。"

"如果你感到生气，不要害怕。

能够创造世间万物的力量，

肯定也能容忍你的愤怒。"

——阿黛尔·詹姆森·提尔顿

悲痛的人们往往会朝着上帝大吼、发怒、尖叫。人们不需要为这种情绪感到内疚。就像悲痛的很多其他方面一样，这些想法也是悲痛过程中的一部分。帕姆，一位多教派的牧师，回忆道：

"我记得乔治躺在医院里的生命维持系统中，我在医院的大厅里走来走去，朝向天空挥动拳头，对着上帝怒吼。一个无意中听到有人建议我不要对上帝发怒，要控制一下自己对上帝说出的话语。我回答说：'我的上帝能够容忍这样的愤怒。我知道，即使我对上帝感到愤怒，上帝也不会离弃我。'"

从本质上来说，我们的愤怒反而证实了我们的信仰。马克斯和戴维森在他们的著作中很好地总结了这个问题："当我们失去一个孩子（或其他人）时，我们往往会成为自己的愤怒的牺牲品——对丈夫或妻子的愤怒，对医生的愤怒，偶尔甚至是对我们所失去的孩子的愤怒。在我们感受过的一切愤怒中，没有什么能比我们对上帝的愤怒更剧烈。'慈爱的上帝怎么能这样对待我？'这甚至远远超过被背叛的妻子或丈夫的愤怒。在一生的信仰之后，公平仁慈的上帝怎么能容许发生这么可怕的不公平？充满愤怒的问题是在提出谴责，也是在证实我们的信仰。不管怎么说，我们感受到的愤怒，是基于我们所相信的事实，我们不可能对一个不存在的人感到愤怒。"

信仰团体和悲痛

有趣的是，在布鲁克为专业人员进行培训，指导他们怎样领导悲痛支持团体时，参加者中，宗教领袖占了大多数。一位神父告诉大家：

　　"我们注意到，很多失去亲友的人不再去教堂了。我们询问这些悲痛的人，应该怎样帮助他们。很明显，在这些人最需要帮助的时候，我们做得不够。我们可以组织食品募捐和共同祈祷，但此外就不知道该怎么办了。教堂尤其容易令人想起宗教仪式和逝世。我们在出生和去世时都会举办宗教仪式。但在这些仪式之后，我们并没有完全理解怎样帮助教徒一起走出悲痛。我们的注意力集中在恢复信仰、礼拜仪式、鼓励教徒们祈祷诸如此类的事情上，并没有完全理解，很多教徒已经失去了与上帝沟通的基本词汇。"

　　在《超出理解范围的悲痛：理解悲痛带来的持续终生的影响，及其意义》中，作者阿什莉·戴维斯·波仁德针对信仰和信念的目的提出了很好的观点："信仰的目的是作为一种交通工具、一条道路，使我们的心灵更容易与上帝联系起来。但正如我们所看到的，很多人发现信仰并不是为心灵带来帮助的桥梁，而是一个用锁链封闭起来的收费处。在思考要怎样打开大门，恢复通行无阻的状态时，有些人会选择抛弃自幼的信仰。他们会选择寻找新的信仰，能够支持他们而非谴责他们，能够为他们带来力量而非使他们更加衰弱，能够帮助他们承受苦难而非遭受更多苦难。"

　　如果你发现自己的信仰无法处理你的愤怒，应及时重新评估自己的生活。找一个可以帮助你走过这段黑暗时刻的支持团体或组织。如果你的信仰对你来说很重要，不要因为担心没有人能够接受或理解你，就把自己和信仰隔绝开来。等到你走过了悲伤的旅途之后，可以考虑重新回到信仰团体中，即使你最初无法从这里找到支持，只能转向支持团体寻求帮助。

我能否期待，宗教会为我带来我现在需要的答案和支持？

　　联合卫理公会的神职人员斯蒂芬·戈德斯坦牧师，提出了这样的想法: "神职人员们面对死亡或人类的痛苦时,过于依靠辞藻华丽或陈词滥调的宗教语言,浮于表面,无法表现出对于悲痛者真诚的关心。其实,人们需要的仅仅是我们作为一个人的关心,而不是公式化的不带感情的客观'答案'。与悲痛的人在一起时,我会试着将心比心,思考他们想问什么样的问题。我会和他们一起问出为什么,同时也就我自己的疑问与他们沟通。这种时候并不适合解决问题,关键是陪伴着悲痛的人们,表现出我们自己的人类局限:我也有着同样的疑问。我敢肯定,恰恰是这样,能够让人们相信'上帝'或者'神灵'的存在。上帝的存在是有意义的,尤其是当我们非常脆弱,根本无力照料自己时,我们衷心地期待着仿佛那呼吸一般存在于我们生命中的存在,当我们寻找神灵的爱的时候,甚至可能会在祈祷时感受到身体上的实际接触。

一些悲痛的,或其他任何类型的死亡后,要仔细研究和思考突然面对死亡的人们的疑问,倾听他们的话语和想法,而不要自行揣测。其中混合了内疚、恐惧、愤怒,甚至宽慰等常见的情绪,'教会'、'福音'或上帝的存在,最重要的是摒弃自己的先入之见,真正关注他们。也许最合适的做法是以直观的方式分享个人体会。如果我们能够回忆起自己的脆弱,体会对方的感受,我们也许能够帮助他们痊愈过来。或者,正如亨利·卢云把这种职责描述为'受伤的治疗者'。不只是列举其他人的感受,而是以开放的心态,切身体会,与他们的心灵融合。在最终的仪式上,例如葬礼和追悼会,会出现各种关于信仰的'古老的谚语'。人们能够和他们所爱的人一起进入信仰团体,以及一个所有生命都处于其中的更大的共同体。

当然,只有当这个信仰团体是那个人生命中的一部分时,这才能真正起效。期待某种宗教信仰或宗教领袖带来救赎是不现实的,也不可靠。

如果牧师只会用书面的祷文或抚摸圣经的方式,来表现出诸如'我父的家里有许多住处'的想法,而无法与人分享诚实的感受,也不会倾听人们最原始的悲痛,这肯定会妨碍重要的'精神'表达。

宗教反而变成了上帝和恩典存在的障碍。

如果牧师或宗教专业人员缺乏真诚、言不由衷，你肯定会感受得到，于是你只能转向别处去寻找安慰，寻找一个真实的存在。无论你是否信仰某种特定的宗教，加入一个团体肯定是很重要的，有这样的危机时刻，能够为你带来力量。这意味着你开始变成一个精神上成熟的人。如果某位神职人员或宗教专业人员，面对一个失去亲友的人的痛苦，会感到不自在，那就是另一个问题了。如果你长期信奉某种宗教，教旨已经融入到生活中，你能够真正表达出自己的感受，这本身也是一种恩典。"

我能相信什么？

站在人生的十字路口，我们必须重新考虑自己的生活、评估自己的信仰。信仰，究竟是已经成为我们的一部分，还是我们盲目继承和接受的东西？在我们失去亲友之前，我们是否真的相信那种信念，或者一直在敷衍？信仰对于我们来说意味着什么？我们在寻找的是什么？我们一旦确定了自己的基本需要和信仰体系，就可以开始前进，从宗教团体和最有帮助的材料中获得支持和安慰。信仰，从定义上来说，应该是在我们每一天生活中鼓励和支持我们的内容。

历史已经多次证明，信仰是一种重要的痊愈工具。但前提是，我们的信仰真正支持着我们。如果你对于自己的信仰感到内心挣扎，你需要一些时间来反思，你需要从信仰团体中获得的是什么。

奇异恩典

奇异恩典！多么甜美的声音
拯救了像我这样不幸的人！
我曾经迷失，但现在我已经找到了道路；
我曾经盲目，但现在我已经看清了前方。
恩典使我的心学会恐惧，

恩典也使我的恐惧渐渐缓解；

我第一次相信了。

上天的恩典是多么宝贵，

虽然我已经走过，

无数的危险、试炼和陷阱，

上天的恩典保佑我安全走过遥远的路途，

上天的恩典也会带我回家。

上帝已经答应要对我好一点，

我希望对他的话深信不疑；

他会成为我的保护者，决定我的命运，

终生如此。

是的，当心脏要停止跳动、肉体要步入死亡，

人世的生命将要终结时，

我将拥有，在帷幕之后的，

一种喜悦安宁的生活。

重新与上帝相联系

《经历过分手、离别、离婚的人们的每日沉思》一书的作者米基·麦克韦德写道："坚持定期与上帝接触，能够为我们带来平静。无论在何种情况下都很有用。有些人会问：'上帝为什么要让这种事发生在我身上？'但这种想法是一个陷阱，只会带来绝望。并不是上帝让这种事情发生在我们身上的，上帝会为我们带来安慰，赋予我们力量。如果我们需要，他会为我们提供继续前行的工具。他在我们的邀请下来到我们身边。"

祈祷可以帮助我们与上帝相联系，除了自己的意愿，不需要任何其他东西。痛苦时不必关注祈祷方式的对与错。出去散个步，与上帝交谈。让他知道你的感受，知道你需要什么。回想一下，如果你对某个人生闷气，憋在心里，完全不表达出来，会发生什么样的

情况？你们两人之间会出现一堵墙。就像与任何人之间的关系一样，我们需要就内心深处的想法与上帝沟通，这样才不会出现那堵墙壁。

如果在你和上帝之间已经挡着一堵墙，为了让这堵墙坍塌祈祷吧。求问上帝要怎样才能再次与他紧密联系。你无法强迫上帝前来，只能邀请他前来，打开自己的心怀，请他出现的时候，他就会前来。

你可以做什么

要认识到，恢复信仰不是一朝一夕的事情。给自己留出一定的时间和空间，思考和重建自己的信仰。不妨定期祈祷，或者定下一个每天深思内省的时间。

在你的日记里留出几页，探索自己对于信仰的感受，以及过去和现在信仰在你的生活中起到的作用。你需要从信仰团体中获得什么？

如果你对上帝感到愤怒，在信里或找一个隐秘的地方，把感情发泄出来——不要把这些情绪埋在心中。

信仰的祷告

我们相信，

除了消失，

还会有存在。

除了疼痛，

还会有痊愈。

除了破碎，

还会有完整。

除了愤怒，

还会有和平。

除了伤害，

还会有宽恕。

除了沉默，
还会有话语。
除了话语，
还会有理解。
伴随着理解而来的，
就是爱。

——作者不详

21

Twenty-one
自助和治疗

"我们所需要的，是一种不可能的情况，
一个人必须放弃自己的想法和智慧，什么也不做，
只是等待着、信任着一种客观的成长和发展的力量。
你靠在一面墙上，像一棵树一样静静地扎下根，
直到能从更深的根源处，清晰地看透这道墙。"

——卡尔·荣格博士

失去亲友的人感到孤立无援，还会对自己的身份迷茫。有些人不仅经历心理咨询师手册中明确定义的各个阶段，还有始终挥之不去的悲伤。很多人会咨询教会顾问或悲痛治疗师，但还有其他一些方式——诗歌、音乐、志愿工作、支持团体、团体治疗、自我帮助的书籍，以及各种有效的专业疗法，会以意想不到的方式为我们带来慰藉。我们在本章中研究了其中一些方法。也许对你来说，某一种治疗或自我帮助的方法，相对更为有效。每个人都有着独特的需求，哪一种最适合你，取决于你的背景和信仰。

什么是悲痛治疗和悲痛咨询？

失去亲友后，人们主要从朋友和家庭获得支持。医生和护士也

可能成为支持的来源。对于难以面对亲友去世的人来说，有必要接受悲痛咨询或悲痛治疗。

悲痛咨询

悲痛咨询相对于悲痛治疗来说，不那么系统和正式。咨询服务可以是一对一的，也可以通过小组来进行。主持洽谈流程的，也许是未获得专门证书的心理健康专业人士。悲痛咨询也会出现在自发形成的支持团体中，在悲伤的旅途中走得更远的人们，可以为刚刚走上旅途的人们带来帮助。

美国国家卫生与人类服务部将悲痛咨询的目的总结为：

- 帮助失去亲友的人谈论这次悲剧，帮助他们接受亲友去世的事实。
- 帮助失去亲友的人认识和表达出自己对于亲友去世的感受（例如，愤怒、内疚、不安、无助、悲伤）。
- 帮助失去亲友的人继续活下去，独自做出决定。
- 帮助失去亲友的人从感情上与逝者告别，开始一段新的关系。
- 在各种重要时刻，如生日和忌日，支持他们面对悲痛。
- 描述正常的悲痛是什么样子，以及每个人的悲痛都可能存在差异。
- 持续提供支持。
- 帮助失去亲友的人了解应对的方法。
- 如果在应对悲痛方面存在问题，建议他们接受专业的悲痛治疗。

悲痛治疗

悲痛治疗通常是以一对一的形式进行，满足每一个悲痛者的特定需求。如果一些失去亲友的人们面对的挑战十分相似，悲痛治疗也可以通过小组的形式进行。由接受过专门培训的心理健康专业人士来引导治疗。客户和治疗师共同确定，在悲伤的旅途中面临着哪些独特挑战，通过怎样的方式或过程来应对这些挑战。做出治疗安排时，客户和治疗师应达成协议，确定疗程数目和收费。

在帮助哀悼者的悲痛治疗中，一般包括六个方面的工作：

1. 发展出一种能力，体会、表达、调整悲伤中的痛苦变化。
2. 寻找有效的方法来应对痛苦的变化。
3. 与逝者建立持续的关系。
4. 保持健康，坚持工作和生活。
5. 重新建立人际关系，理解其他人可能无法对自己的悲痛感同身受。
6. 对自己和这个世界产生健康的印象。

在这一切中，还存在好的方面吗？

开始，你会觉得非常难接受，失去亲友这样可怕的悲剧，怎么可能带来任何好处呢？然而，虽然走过悲痛的阶段十分困难，要相信，你可以把"悲痛是发生在自己身上的事"，转变为"悲痛是自己需要从中痊愈过来的事"。只有你，才能把这些痛苦转变为可能性，失去亲友的人会表现出一定的创造力。一段时间后，你也许会创建慈善机构、奖学金或基金，来纪念逝者。也许产生灵感，写一本书（就像我们所做的事）、画一幅画、制作一个雕塑、创作一首歌。

心爱的人突然去世，这种撕裂一般的痛苦，会给我们留下血淋淋的伤口，甚至受到感染。"感染"的表现可能是自我虐待（酗酒、滥交、吸毒等等），但我们还可以选择另一种方式成长。

一些人在失去亲友的过程中，会对生活、人们之间的关系、周围世界产生新的感悟。他们说，他们感觉与其他人之间产生了更强烈的联系，彼此更加合拍。

生活发生了这样大的变化，你可以选择变化的结果，可以是成长和创造，你甚至可以找到新朋友。如果你加入一个支持团体，其中的人们都有着共同需要，那么很可能发展出新友情。可以和大家分享，你是怎样努力建立起有意义的新生活，人们对你的理解也有助于促成你痊愈。选择成长，你会看到自己开始通过另一种方式与宇宙连接起来，那些小小的爱的行为，来自我们的社区和家庭中从未想到的地方，也可能来自陌生人……

玛姬的故事

"我丈夫在打棒球时心脏病发作突然去世。他很年轻。我们都很年轻。在悲痛的早期阶段，我发现自己感觉功能失调，几乎没有力气为两个年幼的孩子做饭。我们新搬到这个社区，老朋友距离我们很远。于是我带他们去吃麦当劳。我们正吃着汉堡包和炸薯条时，我注意到一个女人带着两个年幼的孩子坐在另一张桌旁，她没有戴结婚戒指。我告诉孩子们，我马上回来，就去找那个女人，做了一下自我介绍，告诉她，我刚刚从我丈夫去世中恢复过来，同时问她，我可以向哪些支持团体或心理治疗师寻求帮助。我只是抱着一线希望，她也许知道我该怎么做。我们谈了几分钟，她告诉我，她也失去了丈夫。然后邀请我们和她们坐在一起。后来她问我，是否愿意到她家里喝一杯葡萄酒，顺便把她的心理治疗师的名片给我。这个一开始完全陌生的人，后来成了我最好的朋友之一，在痛苦和调整的很多个月中，她为我带来爱和支持。"

安德烈·拉逊德·梅尔罗斯在其著作《九种幻觉》中描述了人类精神上的这种意外进展："我们跌跌撞撞地在道路上摸索，经常逃避害怕承担的责任，觉得自己无法担起那样的重担。我们感觉即将遭遇灭顶之灾，惊慌失措，拼命挣扎，好像这些毫无理性的行为能有什么用似的。然而，在黑暗中，也会出现平静安宁的时刻，当朋友拥抱我们时，当一位陌生人伸出手时……我们意识到自己一直站在岩石上，能够获得支撑、稳定、安全。我们看到了上帝的存在，上帝通过我们身边的人帮助我们，或者在日常生活中体现出人类的慷慨精神，这份礼物无比珍贵。"

你可以选择让精神（创造性的力量、上帝、更强的力量）进入你的生活，使你能够以一种新的方式来看待之前极具挑战性的、可怕的状况，最终产生全新的自我意识。选择成长，等于是在对自己说，对生活中的一切说，虽然这是一种令人感到痛苦的变化，但"我要活下去，活得更好"。

真的有可能把悲伤和痛苦转变成创造性力量?

没错。事实上，我们建议你找到一种方式将你的悲伤和痛苦转变成创造性的力量。你手里的这本书，就是转变力量的一个例子。

奥运会金牌得主戈尔杰耶娃·叶卡捷琳娜，在丈夫和花样滑冰搭档突然去世后，第一次重回冰场时编排了很有力也很动人的动作，展现了将悲痛转化为创造性的力量。

她在《冰魂——我的谢尔盖》序言中写道："对我来说，一段新生活已经来临，我知道这将是一段不同的生活。我心爱的谢尔盖下葬两个星期后回到莫斯科，第一次有了这种感觉。当我处于悲痛中时，害怕失去自己。重新找到自己，我唯一想到的办法，就是做自己最熟悉的事情，我从 4 岁起坚持训练，我要滑冰。我走上冰面，这个地方对我和谢尔盖来说，总是那么亲切，在这里，在年轻滑冰选手的脸上，我看到了他们闪亮的梦想和对未来的希望。我想，新的生活正在来临。"

这本书也写到，叶卡捷琳娜和她的教练马莲娜编排《向谢尔盖致敬》时，马莲娜帮助她在滑冰时想象，她说："想象这是你最后一次与谢尔盖一起滑冰……现在，你已经失去了他，你非常想念他，你拼命寻找却找不到他，你跪地哭泣，问上帝为什么会这样。你感觉自己的腿完全没有力气，动弹不得。心里的一切都破碎了。你知道生活会继续前进，现在你一定要滑冰。你必须感谢上帝让谢尔盖陪伴了你的前一半生命，你生命中最美丽的一段时光。这就是人们在逆境中怎样站起来继续前进，拥有不屈不挠的力量。你还能找到生命中的另一个人。你还可以拥有自己的生活。"

想要创造性地表达自己，你并不需要成为奥运会冰舞选手。你可以写一些小诗，或者创作一首歌。做一个简单的照片，拼贴画同样能够带来帮助。你可以选择写一本书或创建一个支持团体。找到一个最适合自己的创造性的感情发泄途径。

悲痛拥有绝对的改变力量。当我们失去了一个人，我们也失去了他给予我们的东西，无论是经济、安全、爱、指导，还是所有这一切。我们需要自己承担起这些责任，或寻找新的方法弥补我们所失去的东西，这会是一次充实的经历。每个人都是一个特殊的存在。那个人身上我们最欣赏的部分，也就是我们最为怀念和感到悲痛的部分，让这种品质在我们自己身上发扬光大，等于让我们所爱的人的灵魂继续活下去。

写日记和书信

一种最有效的恢复方式，就是在日记里写下你的真实想法和感受，不要反复修改也不做评判。给逝者写一封信也能带来安慰。最初你也许有一些非常强烈或愤怒的感受，不要让这些情绪阻碍你的努力。你需要把这些感受发泄出来。一段时间之后，情绪有所缓和，你写下的东西会变得更温和。你有一个独特的、有意义的故事：讲述一段关系的开始、中间和结束。讲出你的故事，写在日记里，创作诗歌，倾听别人的故事……这些都是痊愈的方式。你写下的东西，不一定有读者，不过你也许想把日记的片段读给支持团体听。和我交谈过的一个女人说："对我来说最有用的，是每天抱有一颗感恩的心，这能帮助我在悲痛外，更加平衡，找到新的视角，赋予我力量。"

不要对你写下的东西抱有期待或加以限制，只要写下来就好。如果你觉得很难开始，设置一个 5 分钟计时器，写下脑海中浮现出的任何东西，不要停止。文字也许毫无意义、完全不连贯，但有利于帮助你习惯在纸上写字。不必介意错字、语法或风格。试着在每天早晨醒来后或晚上睡觉前进行 5 分钟写作练习。

花点时间，找到一种方式来讲出自己的故事。倾听自己的故事，也倾听别人的故事。

自我帮助的书籍

刚开始，完整地读完一本书非常困难。但很多针对悲痛的优秀书籍，可以为你带来帮助。不要计划从头到尾地读完一本自我帮助的书籍，包括这一本。只需在目录中找到你最需要的那部分内容，每次读上一两页。随着时间的推移，你能够读得更多。

关于自我帮助、治疗和痊愈的常见问题

我知道我需要团体的支持，但什么样的团体最适合我？我怎样才能知道哪一个最合适？

支持团体或治疗团体，很适合你探索自己的感受。你们以前共同的朋友圈子已经不复存在，支持团体能够帮助你重新找到自己在这个世界上的位置。让我们来看一下支持团体的基本类型。

专业人员领导的支持团体，是由心理治疗师、教会顾问、心理学家、社会工作者或其他精神健康专业人士组织和引导的。在这类支持团体中，你会感到获得支持和力量，而不是被人评判。由于是专业人士运营，可能会收取费用。

类似经历者领导的支持团体，他们同样经历过心爱的人突然去世，决定帮助别人，创建了支持团体。通常他们在悲伤的旅途中至

少已经走过一两年。一般不收取任何费用，可能会请你捐款。

专业人员领导的治疗团体，可以为你进行个人咨询，在你的治疗中起到辅助作用。在团体中你会感觉获得支持和力量，但心理治疗师也可能会挑战你的信仰，因为某些信仰会阻碍你的痊愈。

许多组织都会成立支持团体。医院和宗教组织有时会赞助这些团体。心理治疗师和社会工作者也会组织团体。

在第一次参加结束后，你可能不确定自己是否有能力做出决定，那就相信自己的直觉，让直觉引领你找到最适合你的支持团体。不断尝试，直到找到正确的地方。

以下是你可以对团体负责人提出的一些问题。

是否收费？

多久来一次？

是否有参加次数的要求？

必须在团体里发言吗？

团体中有多少人？（如果这个团体超过 10 人，可能不易满足你的需求。每个人只有一点时间。）

这个团体是否只限男性/女性？（只限女性的支持团体，能够帮助女人们发展出互相支持的友谊；只限男性的支持团体，能够帮助男人们安全地表达自己的感情。）

第一次参加支持团体或治疗团体时，要随身带上纸笔，记下一些能够描述你的感觉的词汇。以后也这样做。如果你的感受多数是积极的，继续参加这个团体。如果发现自己写下的东西主要是关于焦虑、恐惧、紧张或羞耻，那就不要再去了。继续寻找，直到你找到能为你带来积极正面感受的团体。团体会成为你的一部分，扩展你的支持系统。但不可能每次都使你精神振奋，因为悲痛的过程需要时间，过程本身也跌宕起伏。

每一个失去亲友的故事，都像指纹一样各不相同，每个人的经历也有区别。当所有成员聚在一起，分享彼此时，人与人之间会产生惊人的联系。无论我们处于悲痛过程的哪个阶段，或者所爱的人是怎样去世的，我们都会获得支持，几乎立刻就能切身感受和理解彼此的痛苦。这样的共同感和接纳感，对于我们精神和情感上的痊愈非常重要。不要害怕谈论或表达自己的感受。毕竟，这就是你会来到这里的目的。如果你把一切都压抑在内心中，你就无法获得支持。

随着时间的推移，友情的深度和广度才会逐渐展现出来，在支持团体中的经历也是一样。

也许我独处的时间太长了。这样不好？

独处与支持团体同样重要。因为平衡是很重要的。独处（如果我们不害怕的话）能够让我们放松、反思，从心灵深处认识到我们的责任和需求，以及我们自己。然而，如果独处时间太长，会带来一种危险，内心深处的声音可能会使我们难以解脱。所以，更好的做法是，在留出独处时间的同时，每周参加支持团体。在支持团体中，检查一下自己在独处时"学到的东西"，确认一下这种想法是否正确。

我觉得我的生活已经结束了，一切都已经就此停滞，永远停滞。

积极变化的第一步是要认识到，你所爱着的人的生命已经结束，但你的生活并没有结束。要做到这一点，你需要改变和整理想法。许多悲痛的人一直认定逝者还会回来，一直等待，使自己的生活陷入停顿。这种等待，或者说抓住过去不放，会耗费大量精力，这些能量原本可以用在生活中其他方面。你必须有意识地把自己的思想从过去拉回到现在，拉回到此时此刻，这样才能最大限度地发挥你的能量，让现在的生活变得积极，能够展望未来。

我不喜欢处方药物，我的妹妹鼓励我尝试草药和天然产品。你有什么建议？

有些人声称使用草药效果很好，能够在很大程度上缓解痛苦，

有些人认为能带来稍许改善，也有些人觉得差别不大。我们在
www. griefsteps. com 上，全面列出了针对抑郁、疲劳、注意力分散，
以及悲痛过程中许多其他问题的各种治疗方法，可供打印。在服用
任何草药或采取任何替代疗法之前，请一定要咨询医生。

每个人都说我应该找支持团体，但我似乎找不到哪个适合我。
支持团体的一些名称或宣传方式包括：

亲友去世的团体
亲友去世的支持
新近丧偶者
年轻的丧偶者
被杀害的孩子的父母
自杀者遗属支持

如果你在自己所处的地区找不到支持团体，你可能希望自己创
建一个团体。与当地图书馆谈一下。很多图书馆都有团体活动室可
供使用。与社区中的神职人员、牧师、犹太教教士谈一下，问问他
们是否愿意组织一个支持团体，由你担任联络人。你不必独自一人
走过失去亲友后的旅途！很多现有的支持团体，会提供关于怎样组
织一个团体的起步资料。互联网上的支持对全世界开放，你可以在
任何需要支持的时候登录进去获得支持。

**我考虑每周参加一次支持团体。即使我不在支持团体中，它也
能帮助我应对悲痛吗？**
如果你参加了支持团体或治疗团体，在你遇到困难的情况下，
团体的成员们会"陪伴着你一起度过"。你不会感到孤独。成员们不
仅可以在精神上陪伴着你，如果你需要的话，有时候也可以亲自前
来陪伴你。例如，莫琳要到市政厅去取她儿子的死亡证明，她在支

持团体中表达了自己的焦虑和恐惧，害怕会在公共场所崩溃，团体中一名成员雪莉自告奋勇陪她一起去，甚至开车送她去那里。

朋友和家人都说，我需要其他有过这种经历的人为我提供支持，但我觉得，我还没有准备好与别人面对面交谈。还有别的选择吗？

幸运的是，当然有。互联网已经开辟了许多途径，供人们交流和分享信息。网上很流行聊天室，其中有不少专门为支持悲痛者创建的聊天室。你可以一直保持匿名，倾听或阅读其他人的故事，自愿分享自己的故事，还可以随时寻求帮助。即使你在半夜感觉情绪低落，也可以打开计算机登录到网面，找到人来安慰你。

除了传统的心理咨询和团体治疗，是否还有其他治疗方式可供选择？

悲痛咨询方面的治疗师和专家都认为，亲友去世，尤其是在突然去世的情况下，很可能会带来创伤后应激障碍。你可能需要专门的治疗。

失去亲友后，我的生活中发生了很多变化。应该如何应对？

如果你愿意面对每一次变化的意义，就不至于感到不堪重负。以下是一些相应准则：

- 直面自己的感受，拒绝会使调整的阶段更长，阻碍健康的调整。
- 保持与人们之间的关系。与世隔绝会产生与拒绝同样的效果。
- 给自己一点时间。没有人能在一夜之间完成调整。
- 寻找变化中积极的方面。这需要时间，但你会发现自己开始敞开心扉，能够面对以前从未想过的全新的可能性。
- 改变自己的视角。从大处着眼。现在看来似乎激烈到难以忍受的变化，如果从"一生"的角度去考虑，可能就显得不那么重要了。

22
Twenty-two
悲痛的恢复过程和带来指引的练习

"开拓你的内心，你的发现将使你得到拯救。
不开拓你的内心，你将和你的内心一起消亡。"

——圣托马斯福音

走过悲痛的过程中，书写可以帮助我们应对悲痛。书写的过程帮助我们释放痛苦，把脑海中的想法传达出来，在纸面上处理它们。本章还有其他练习你可以反复运用。弗吉尼亚·林恩·弗莱在著作《我的一部分也死了》中写道："我们完全无法选择生活中有谁会去世。但我们可以选择，要怎样对待我们的回忆。通过回忆创作诗歌、绘画、故事，创造出一种真实的存在，陪伴着我们生活。我们把自己的感受转化成一种我们可以触摸、端详和珍藏的东西，悲痛是可以转化的，为我们带来新的认识、新的力量。"这些练习将帮助你把自己的感受转化成创造性的作品。

不一定每一种练习都适合你。下面这些练习如果引起你的兴趣，或者感觉正适合你所处的悲痛阶段，就试着做一下。如果你读到某种练习时感觉不自在，不要急于放弃，先确定是什么令你感觉不自在。这种感觉往往来自我们的敏感和恐惧，可能对你来说是最有意义的练习之一。需要说明的是，这些练习是你处理悲痛的工具，并不能代替支持团体或其他帮助。

愤怒的练习

你发现，把愤怒转化为大声祈祷或对上帝叫喊，会很有帮助。例如：

亲爱的上帝！内心的痛苦很可怕，我对自己感到愤怒。我对我的配偶感到愤怒。我对你感到愤怒！我知道你可以容忍我的愤怒，因为我明白无论如何你都是爱我的。但是，为什么你不能让这一切停止！让痛苦消失！你还想要我承担多少？

一边用拳头捶打床褥或沙发，一边喊出这些"祈祷"，可以把深深卡在你心中的痛苦用力发泄出去。这样做之后，你会产生如释重负的感觉，甚至觉得自己以某种方式获得了上帝的恩惠。如果你觉得独自做这个练习不安全，可以和治疗师或信任的朋友一起做。

如果你觉得自己尖叫和吼叫的声音太吓人，也可以给逝者写一个简短的便条。下面的每一位遗属，都处于只能感受到愤怒的阶段中，他们现在除了愤怒，暂时体会不到任何其他感觉：

亲爱的爱丽森：你丢下我和孩子们，我感到很受伤、很愤怒。
———祝福你的罗布
克里斯：我唯一想做的就是朝着你大发雷霆、痛哭流涕。
———布伦达
亲爱的汤姆：如果现在我的手还能触摸到你，我会因为你离开我而杀了你。
———爱你的安妮
亲爱的阿蒂：作为一个男人你不能离弃朋友。你真的令我陷入一片混乱。

当然，如果你愿意的话，你还可以写下更多。重要的是找到一个发泄的出口，可以帮助你释放愤怒的情绪。

感谢的练习

随着你继续成长和痊愈，你最终发现至少还有一些东西值得感谢，尽管它看起来多么不起眼。如果你现在还无法表达出来，也许只是暂时的。等到你已经把愤怒发泄出去，准备好了，你可能想试一试感谢的练习。与其他行为相比，表达感激之情最有利于个人精神上的成长。无论刚开始多么困难，对过去生活表示感谢，可以帮助我们在面对悲剧时找到生活的意义。以书面的形式写下感谢的话语，会使你和逝者之间的关系更加牢固、令人振奋，帮助你铭记你们共同拥有的回忆——保留有意义的部分，抛弃他们已经无法再激励你的错误观念。

为什么要拿起笔写下来而不能只是想想呢？书写的动作，选择纸笔、墨水的颜色，笔尖在纸面上移动，看到一个个词语浮现出来——这一切都会使你所说的内容更加真实、更加具体。你会注意到自己在发生变化。起初不知道要写什么，第一次（或第一千次）必须重新整顿自己的愤怒，意识到自己失去了什么的泪水，最终如释重负，给自己一个机会表达未能说出口的话语。

每天书写，把你的笔记保存在一个特殊的地方，或者就写在你的日记中。你可能想要销毁这些笔记。但请记住，这是在把自己的感受表达出来。几个月或几年后重读一遍，有时候会带来很大帮助，所以你可以把这些笔记保存起来，日后重温。随着时间过去，再写下另一些笔记。你的每一次书写，都会带来新的收获。如果你有孩子，你还可以等他们长大一点读给他们听。

下面是一个例子：

亲爱的吉姆，谢谢你的拥抱。当我需要拥抱的时候，你总是会拥抱我，当我无法信任这个世界的时候，你帮助我知道我还有爱的能力。

我伤心时，你会拥抱我。我总是有那么多的悲伤。谢谢你无数次告诉我"一切都会好的"。谢谢你和我共同度过的生活。这一次，我学到了长期以来拒绝接受的东西。我学到了什么？我学到了，如果和一个人结婚，就是为了得到儿时父母未能给予的东西，这是不明智的。关键是要让自己成长起来，学会爱自己。

谢谢你，你对我们儿子来说是一个好父亲，我自己都想要拥有你这样的父亲。为我们结婚这 10 年谢谢你——谢谢你 10 年来给予我的爱。谢谢你在我们儿子出生时和我在一起，谢谢你的支持，使我在他还是个婴儿时可以留在家里照料他。是的，最重要的是，为了我们的儿子谢谢你，如果没有你，他不会出生。爱你的琼

虽然写完这些内容后，她断断续续地抽泣了大半个小时，琼承认，给丈夫写信，表达出她的感谢，使她如释重负，感觉也变得更好。

从亲友去世中学到的东西

帕特里夏失去了 14 岁的儿子，道格死于自己造成的枪伤。她从悲痛的过程中学到生活中 10 个积极的方面：

1. "我让自己的感情自由流动，这是我生命的血液，感情不会害死我，而是会治愈我。（顺便说一下，要把愤怒转变成泪水，找个出气的沙包是个好办法。）

2. 我跟随内心的引导。直觉地知道下一步是什么，然后去做。

3. 我相信这个世界会支持我，以各种可见的和不可见的方式。

4. 接受帮助——我只需接受人们时不时的帮助，信任人们会提供各种方式的帮助：

体力上——帮我修剪草坪，擦洗地板（我的儿子就死在那里），

精神上——为我祈祷，在阳光中拥抱我，

心灵上——为我带来关于道格的美好回忆，有意义的诗句。

5. 我面对内心的恶魔，忧虑不安不是阻碍，也不是放弃的信号，只是一个全新的领域，需要慢慢走过、有所创造。

6. 感恩——任何事情都有好有坏。我不会否认其中的痛苦，我会让自己同时看到好的方面，上帝的恩惠。

7. 作为朋友——我可以为别人带来的最珍贵的礼物，就是完全接受他们本身的样子。

8. 生活是一段旅途，而不是目的地。我会充实地度过每一天，接受生活中悲痛和欢乐的礼物。

9. 悲痛如潮水般涌来。每一次波浪都带我前进到下一个阶段。大海永远不会变成一潭死水。

10. 我会祈祷、打坐，以任何对我有效的方式与神灵保持联系。

帕特里夏·艾伦夏写道："写完这些内容……随着春季和复活节的来临，悲痛的浪潮再次袭来。我需要反复阅读自己写下的内容，回忆自己艰难学到的教训。这令我想起一句古老的箴言：把自己领悟到的真理告诉朋友，这样即使有一天我忘记了，朋友也会重新告诉我。所以，亲爱的读者，在困难的时刻帮助我记起这一切。"

帕特里夏从面对悲痛的课程中汲取力量。这种做法有助于痊愈，你也可以尝试一下。准备一个精美的小号笔记本，记录下你在悲痛的过程中学到的教训。以后，这会帮助你回忆起自己走过的每一步，更加了解这一切的目的和意义。

我所爱的人给我留下了什么

一个人突然去世，很多人都会感到被抛弃或被遗弃。因为被抛弃而感到愤怒时，很难去思考怎样把痛苦转变为有意义的东西，或者死亡导致一段关系的结束会有利于个人成长。依靠另一个人才能对自己产生正面感受的人，尤其如此。现在，是时候更深入地了解自己的内在，认识到自己是一个有价值的人。回忆和重放那个人去世之前，你听到的积极信息。每个人从他们所爱的人那里，至少也听过一次积极的肯定人生的信息，值得反复回忆。在你的日记中列出这些信息，或者以书信的形式写下来。例如，亲爱的_____，这些是我留给你积极的肯定人生的信息。爱你的_____。

让这些积极的信息使你情绪振奋、受到鼓舞。

尖叫的练习

有时候，唯一能做的事就是尖叫！心里不断涌出的情绪，需要一个出口。尽可能大声尖叫，说出你心里的一切话语，这是一种释放和解脱。不太容易找到合适的地方进行这个练习。也许需要开车到远处找一个空旷的地方，没有人能听到你的声音。下面例子，帕姆和姐姐玛丽莲是这样解决这个问题的：

"当时，我姐夫突然去世刚过几个月，我也还没有从乔治的去世中恢复过来。我们决定去加拿大参加一个讨论会。一天下午空闲时，我们驱车开过大片空旷的野地，我们坐在车里，在加拿大'无人地带'的高速公路上尖叫着：'你为什么要死！''我恨你的死！''死亡这种东西真可恶！'还有一大堆咒骂。我们听起来是多么可笑，我们笑了起来，然后又哭了起来，因为我们需要流泪。如果能让一个没有哭的人来开车是最安全的，因为眼中的泪水会使你无法看清道路！"

尽可能大声地尖叫、怒吼，能够为我们的悲痛提供很有效的发泄途径。这样做，我们确认了自己的存在，推动了痊愈的过程。如果你需要发出痛苦的声音，不要遏制这种需要。作为一个人，如果你愿意的话，你有权利表现出自己最深切的感受。

确定重要的是什么

我们所爱的人去世后，世界失去了控制，我们被独自留在世上，努力想要搞清楚自己在这世上的位置。想一想，对你来说什么是重要的，能对你产生影响、带来帮助。下面的练习会帮助你确定重要的是什么，答案并没有对错之分。

对你来说最重要的三件事情是什么？

精神上你最重视的是什么？

感情上你最重视的是什么？

物质上你最重视的是什么？

对你来说最重要的人是谁？（列出他们的名字。）

为了使你的生命有意义，你觉得需要实现怎样的目标？

当你去世后，你希望怎样被人们记住？

每一天你会做两件什么事情，让每一天都特别？

在生活中你最感恩的是什么？

在日记中回答这些问题后，在另一页写下你对自己的认识和了解。在你的日记中回答这些问题：

对我来说生活中最重要的部分是什么？（一般来说，你会在自己的答案中发现共同点。）

基于这些认识，对我来说充实完整的生活应该是什么样子？

为了实现这种充实完整的生活，现在我可以采取哪些步骤？以后还能采取哪些步骤？

应对内疚感

"如果我本来应该"或者"如果当时"的想法，令你十分困扰，让你感到深深的遗憾，自己无法做得更多去帮助你所爱的人，或阻止死亡的到来，试试下面的练习：

给去世的人们写信。告诉他们你的想法，在信中包括以下内容：

发生的事实。

你对于所发生的事情感觉如何。

他们的去世对你的生活产生了怎样的影响。

现在，翻开新的一页，想象去世的人回复给你的信。

对去世的人提出问题，会使这个练习非常有意义。所以写下各种问题，比如："你对于所发生的事情感觉如何?""你能原谅我_____吗?""在这一切中，我已经得到了足够的惩罚吗（真实的或想象的）? 我还能做些什么，才能告诉你我感到多么抱歉?""我怎样才能告诉你，我经历了多少痛苦?"然后闭上眼睛，回答每一个问题，就好像去世的人在对你说话。

也可以请心理治疗师或你信任的朋友静静地坐在你身边。如果你内心的声音"告诉"你以任何方式伤害自己，请立即寻求专业人士的帮助。

诗歌

诗歌，在物质的世界与创造和灵魂的世界之间，建立起感情的桥梁。从悲痛中痊愈的道路上，如果能加入一个诗歌团体，会带来不同寻常的影响。诗歌，会触及每个人戴着的面具后面，最原始最自然的感情。当我们戴着悲痛的面具时，感觉别人不可能知道我们正在经历着怎样的痛苦，虽然我们经历了那么可怕的失去亲友的悲剧，却仍然不得不继续每一天的生活。于是我们可能会觉得，那些没有经历过这种悲剧的朋友们，无法和我们心灵相通，无法接受我们那么强烈的感情。然而，诗歌团体背后的动力，恰恰就是感情。你会发现在诗歌团体这个家园中，你可以通过书面和口头的方式，表现出自己的悲痛，这个地方会以细腻的感情欢迎你、接受你。

你也可以创作自己的诗歌。有很多书籍可以推动创意并提供指导。在当地书店里查找为写作提供参考的内容。每周在咖啡馆或公园里度过一个上午，在美丽的日记本上写诗，这是一种很好的净化心灵的方式。不必太在意形式，只需写下能够表达自己心情的语句，写下自己的诗歌。

在《诗人的伴侣：创作诗歌的乐趣的指南》这本书中，作者金·阿多尼诺和多日安妮·劳克斯专门列出了关于死亡和悲痛章节。他们对于这个主题的作品提出了 10 个建议。如："写一首关于去世后仪式的诗歌。可以是传统的葬礼、守灵，或一些个人习俗。如果你在哀悼中发现了一些快乐美丽的事物，也把这些写进来。"另一项建议是："如果去世的人给你留下了遗物或纪念品，详尽描述它的各种细节，以及你对它的主人的美好回忆或各种画面。你也可以描写现在是怎样使用它的。"

感恩日记

莎拉·班·布雷斯纳克在她的畅销书《简单的富裕：安慰和快乐的日记簿》中，提倡写感恩日记。她说："这会为你的生活质量带来难以置信的改变。"我们完全同意她的说法。莎拉是这样介绍感恩日记的：

"我有一个精美的空白日记本，每天晚上入睡之前，我会写下那一天值得感谢的 5 件事。有些日子，我的日记里充满令人惊讶的事，大多数时候，只是简单的快乐。'米奇在强烈的暴风雨中迷路了，我找到他的时候，他瑟瑟发抖、浑身湿透，却安然无恙。我一边打扫一边听普契尼作曲的歌剧，我记起了自己是多么热爱歌剧。'

也有些日子——艰难的日子里，我可能会觉得找不到 5 件值得感谢的事情，于是我会写下最简单但最重要的部分：我的健康、丈夫和女儿的健康、我的宠物、我的家、我的朋友、我即将躺上去的舒适的床，以及这一天已经结束这个事实。这样也很好。现实生活并不会永远完美，也不会完全按照我们的心意进行，但不断回忆和感谢生活中美好的部分，不仅可以帮助我们挺过来，也会帮助我们克服困难。"

　　当我们被黑暗的时刻吞没时，我们往往会把太多的注意力集中在失去亲友的悲剧中，集中在生活中出了问题的部分，我们看不到任何好的方面。在最初几个月中，尤其很难发现积极的方面，但这段时间过去后，我们需要重新开始向前看——无论这些积极的事物多么简单，认识到生活中还存在着积极的方面尤其很重要。你的列表上也许会包括一些最基本的事情，比如"今天我终于不再躺在床上不动了"。我们要保持开放的态度，相信生活中仍然存在积极的事物。只要承认这一点，我们就能使生活变得更加积极。

　　买一个专门用作感恩日记的笔记本，把它放在床边。每天晚上，在关灯前，回想你的一天，找到5件积极正面的事情。

平静的练习

　　紧张、焦虑、悲伤、抑郁——这些情绪会使我们内心纠结。做一些呼吸练习，可以帮助我们放松，舒缓痛苦的情绪，并在困难的时候平静下来。

　　将一只手放在腹部。当你吸气时，注意感受腹部而非胸部的运动。吸气，数到10，然后呼气，数到10。这样重复10～15次，进入更深的放松状态。

　　如果想要放松整个身体，在一个安静的地方躺下。深呼吸，慢慢地吸气和呼气。从你的左腿开始，尽可能绷紧肌肉，数到3。然后放松。右腿也一样，而后依次左臂、右臂。然后是你的身体，绷紧骨盆、胃部、胸部、肩膀、脖子，最后是面部肌肉。完成这些练习后，你会感到非常平静和安宁。想象大海、沙滩，或其他令人感到平静的场景，进一步加深放松的感觉。

想象的练习

创造性的想象，能够使我们的身体和意识平静。在身体放松时，我们可以在脑海中播放镇静、治愈和鼓励的"电影"。

你需要一段时间来习惯想象的练习。第一次尝试可能"什么收获也没有"，给自己一些时间。与其他任何练习一样，想象也需要训练。此外，你可以躺在地板上或坐在椅子上进行想象的练习。躺在床上进行很可能会睡着，因为这个过程非常放松。

首先通过平静的练习放松全身。当你的身体完全放松、完全没有紧张时，开始想象。

在这项练习中，也许你脑海中出现的想法和画面很有价值，值得记录下来。不妨在附近放一本想象的日记。

以下列出了一些想象的练习。选择能够令你舒适放松的，或者创造你的想象的。把这些积极的信息灌输到自己心里，有助于减轻焦虑和抑郁，并帮助你在生活中快乐平静。

■想象自己以一种创造性的方法对待悲痛。注意你在做些什么，你身边的人是谁，你的感觉如何，你看到了什么。

■如果你对那次死亡感到内疚，想象把你所有的内疚感吹进一个气球里。看着内疚从你的身体里流出去，通过你的肺部进入气球。看着气球越来越大，直到它装满了你所有的内疚。紧紧抓住气球线，最后一次感受一下你的全部内疚，然后让它飞走。看着气球带着你的内疚远远离去，你可以把这种想象用于需要摆脱的任何情绪——仇恨、愤怒、嫉妒、报复等等。

■如果你想要与去世的人沟通，或者想要感受他们的存在，想象他们坐在熟悉的环境里，带着你的问题或疑虑和他们交流。

■想象从现在起一两年后的自己。会变成什么样的人，产生怎样的积极变化。你想到了什么时候？身边的人是谁？日常生活是什么样子？信仰是什么？

纪念册

做一个纪念册，能够很好地纪念我们所爱的人。布鲁克哥哥去世后，她收集了文章、照片和其他纪念品，放在一个剪贴簿里。她使用各种各样的纸张、图章、标签，创造出一页页回忆的"画面"。

通过拼贴、橡皮图章、纸饰品和其他工具，我们可以制作一本漂亮的纪念册，作为怀念。

这里有一些纪念册制作基本技巧。

1. 选择一个精美的剪贴簿，来制作你的纪念册，尽可能使用无酸纸张和材料。即使时间再长，无酸纸张也不会损坏你的照片。

2. 收集你想要加入的所有材料。明信片、杂志上剪下的文字、照片、特别的诗歌等，只要你愿意，可以加入任何东西。

3. 把你收集到的东西分别归类，可以按时间顺序排列，也可以按另一些主题顺序。

4. 收集图章、贴纸、邮票和作为装饰品的纸张。

5. 选择你想要用在某一页上的材料。把它们陈列开来，尝试各种摆放方式，找到你看着舒服的设计。

6. 慢慢来。没有必要匆忙完成制作纪念册的过程。许多人会在"收集"和创作的过程中发现乐趣。你可能会在整个一生中，都不断添加和完善这本纪念册。

纪念网页

互联网创造了新的方式，我们可以通过纪念网页分享、怀念、铭记我们所爱的人。视频、文字、录音、音乐和照片，组合起来构成一个永久性的网页，纪念去世的人。

这也会为家庭里的孩子带来帮助，等他们长大以后，可能会想更深入地了解当他们还是小孩子时就去世的亲人。

仪式

凯瑟琳·M. 桑德斯博士在她的著作《遗属的悲痛》中写道："在过去，生活中每次发生重要的事情都会举办仪式，仪式在我们的文化中占据了很重要的位置。很多家庭成员们聚集到一起，为主角庆祝。在变化和转型的混乱时期，这些仪式能够指明重要的方向，带来精神力量。"通过仪式，我们能够观察、铭记、建立起我们的信仰和感情。

葬礼仪式也是其中一个例子。让失去亲友的人们走到一起，获得指引，找到方向，赞美生活。

创立自己的仪式，首先问问自己，你想要记住或庆祝的是什么。对于很多人来说，去世周年忌日的仪式很重要。也有些人希望在逝者的生日举办仪式。如果去世的人是你的配偶，结婚纪念日也是个合适的日子。关于仪式并不存在任何限制，一年四季都能举办，也可以每年或每两年举办一次。决定举办仪式的频率时，考虑一下仪式的目的。对于大多数悲痛的人来说，仪式中的时刻，是一段暂时摆脱日常生活的时间，可以充分体会自己的悲痛，专注于对心爱的人的回忆。

接下来，决定你是想自己完成仪式，还是想和其他人一起。让一些朋友参加仪式会有所帮助。也有些人更喜欢独自体会感受。

还有一个问题是，在哪里举办仪式。有一些特别的地方，可以把你和去世的人连接起来。你可以选择就在家里或附近，也可以到海外旅行。再次强调，选择地点要牢记你的目的。

我们认识的一些人会举办各种仪式，从中获得安慰。请自由地按照你的需求改变这些仪式，或者将它们作为一个跳板，引发其他灵感。

凯琳住在法国时，她 50 岁的母亲突然去世，把她父亲孤独一人留在美国。每年，凯琳会在母亲的忌日回家住一周，和父亲分享回忆，去扫墓。

杰西卡、莫妮卡、劳拉和艾丽，在大学里是很好的朋友，一直都住在一起。劳拉在一场车祸中突然去世，其他三位年轻女人为此心碎。每年的忌日，三位女士会聚在一起，进行一次游船之旅，回忆着在大学里一起度过的快乐日子。她们毕业 5 年以来，一直坚持着这个仪式。

大卫想独自度过去世儿子的生日。他在山区租了一个小木屋，除了换洗衣物什么也没有带。他走在山上，欣赏着美丽的风景，和儿子"交谈"。

单身母亲卡桑德拉在女儿突然去世后十分茫然。在女儿的周年忌日，她请前夫帮忙照看其他孩子，整个周末都用来书写、哭泣、浏览以前的照片和影像。

找个安静的时间，坐下来，想一想什么能够帮助你痊愈过来，然后确定一个仪式。在你的日历上记下这个日期。

23

Twenty-three
旅途仍在继续……作者的悲痛笔记

本书第二版出版前，帕姆和我感到犹豫，我们是否应该在本节中保留最初的文章，还是换掉或删除这些内容。我笑着告诉帕姆，我真想把我那部分全部删掉，因为我的写作功力至少已经进步了 10 倍。但认真地说，我并不想改变或删减自己当初写下的文字。很多年之后，我才知道，我以为是"从悲痛中浮现"的东西，其实是我走进悲痛的入口。最后，我们决定保持这些最初的故事原样不变，添加一些注释说明我们现在的情况。可以肯定的是，1999 年版中，打开这本书的第一段引言，现在仍然是真理：

> "我们称为开始的，往往就是结束。
> 宣告结束也即着手开始。
> 终点正是我们出发的地方。"

——T. S. 艾略特

布鲁克·诺尔（1999 年 10 月 4 日）

我和帕姆疯了一般拼命工作，努力完成这本书的草稿。我还需要写一章内容，无论你是否相信，在我的待办事项列表上，这一天恰恰是凯勒去世的第二个周年忌日（1999 年 10 月 4 日）。这很有意思，去年我根本什么也做不了，而今年我走了出来。我在忌日里也能够正常生活和工作，虽然我觉得自己更像个机器人。

我对于自己已经取得的进展，感到非常自豪。我和母亲，以及一些亲密的朋友，以我哥哥的名义创办了一项滑水锦标赛。刚刚过去的夏天里，我们举办了第一届比赛。能让他的兴趣爱好始终作为我们生活中的一部分，感觉很好。

就我个人来说，我应对得还不错。但在许多方面，我并没有充分体会失去亲友的悲痛。我仍然倾向于逃避痛苦，而非感受痛苦。但写作这本书阻止了我这样做。它教会了我全方位探索自己的感受。我仍然有很长的路要走。

我不再害怕死亡，不再害怕生活，已经对自然和宇宙的循环周期产生了信任。很多时候我发现，宇宙还有很多方面我无法理解，但我相信，终有一天我能够理解。

我已经走过了剧烈的悲痛，摆脱了黑暗的蚕茧。现在，我来到了一个与悲痛"一起生活"的地方，这个地方不大，但已经和我的生活、我的存在完全融合。悲痛教会了我微笑，享受生活，活在此时此刻。

我现在在哪里？我在逐渐恢复、重建自己的生活。若是以前，如果你试图说服我亲友去世的悲剧也会带来好的方面，我会嘲笑你！但现在，我明白了，从死亡的悲剧——我哥哥的去世中，我学会了如何生活。

布鲁克·诺尔（2007 年 7 月 29 日）

还有两个月，就是哥哥去世 10 周年忌日，那次悲剧就是你手中这本书最初的灵感源。刚刚经历过亲友去世，我渴望在一片混乱中找到事情的来龙去脉，找到心里已经失去的意义，在分不清东南西北的世界中找到目标和方向，但我只感到天旋地转、一片眩晕。我站在那里无助地喃喃自问：为什么是我？为什么是他？现在要怎么办？

我从来没有想到，我会写下"我现在在哪里？"这一节，甚至没想到会写下第一个字。当我在高中考虑人生道路时，在大学里翻阅课程目录时，我从来没有想过，有一天，人们会打电话来征求我针对悲痛的建议。

"我联系你，是因为我需要一位悲痛方面的专家为我提出意见。"那些陌生的声音这样说。接到每一个电话，我都会吃惊地眨眼，虽然他们看不到。我进入了一种全新的生活，以前从未想象过的生活，开始承担一个我还没有准备好的位置。

在1997年，我的想法很单纯。为了别人，我需要改变自己的道路。如果我能帮助其他人在悲伤的旅途中比我当时看得更远，也许我就能从这毫无意义的一切中找到一点意义。然而不能否认，我也渴望把自己的悲痛整整齐齐地装进这本书里。我希望能够控制它，把它粗糙的边缘塞进什么东西里面，可以从架子里拉出来，然后再塞回去。

我已经认识到，人们不可能这样应对悲痛，即使你已经成为"悲痛专家"。生活并不是这样的。无论我怎样引导和规划自己的梦想和希望，生活有它自己的轨道，有时候是我们不希望进入可怕的、黑暗的轨道。

在1997年的那一瞬间，我被抛上了一条可怕的道路。我立刻知道，现在我和那些未曾来过这里的人已经"不同"了，虽然我无法确切地告诉你有何不同。

1997年10月4日，我得到了一副眼镜，染着悲痛的色泽，我没有选择，只能接受。在接下来的几年中，我认识到，拥有这样一副眼镜是生活中最大的责任、最重的重量，也是一份潜在的礼物，只要学会戴着它怎样调整焦点。

我在一生中都戴着这副眼镜，它帮助我更清楚地看到我想看的东西，纠正我的视线更接近于一般人。悲痛色泽的眼镜，与其他眼镜完全没有相似之处。我的眼泪曾使它变得十分模糊。我只能看到眼前一寸远的地方，我挣扎着想找到什么东西稳住自己。我渴望丢掉它、打破它、把它扔回去，但那是不可能的，即使到了今天也不可能。我一生都将佩戴着这副眼镜。

最终，在一片模糊中出现了一个小小的空隙——我看到了一些东西。随着一年年过去，我发现我的视线没有被纠正，也没有被破坏，而是被改变了。我在一切事物中都看到了新的深度——正面、反面、中央、外部、内部的空间。

今晚，我写这篇文章的时候，也戴着悲痛色泽的眼镜，它已不再令我感觉模糊或沉重。事实上，戴着这副眼镜的时间越长，我看到的东西越多。我在调整焦点的过程中，看到了很多事情，其中有一些我尤其很想与你分享。

当初写作这本书时，增加这个部分是因为，我们感觉这本书并不"完整"。当时我还不知道，这里并不存在结束，只有一系列的开始，而现在我已经知道了。我相信，过去的这些年是一段旅途，一段还没有结束的旅途，但我知道自己已经走到了哪一部分。这是一个起点、一个拐弯、一个转折点、一次后退，还是一次彻底的变化？我不再需要知道。即使没有指南针，我也能充实地生活下去。

情况并非总是如此。那些日子里，悲痛使我问出一些无法回答的问题，那种我5岁以后就不会再问的问题。是谁创造了这个世界？最开始出现的是什么？我们为什么会在这里？权威人士和导师们绞尽脑汁给出各种不同的答案。随着我长大成人，我开始明白，有些问题并没有简单的答案——甚至根本没有答案

我想我并没有学会带着这些没有答案的问题轻松自如地生活下去。在大多数情况下，我只是不再提问了。慢慢地，随着我一年年长大，这些问题都被丢进了"不可知"的罐子——一个装满了无法回答的问题的巨大罐子，在理性而忙碌的日常生活中被丢在一边。然而，悲痛会把这个罐子毫无预兆地倾倒出来。无数问题，5岁时的我会问出的问题。接下来会发生什么？他能听到我的话语吗？我该怎么办？他会为我感到骄傲吗？他知道吗？我现在的年龄已经超过

了他去世时的年龄——他还是我哥哥吗？人们能够从这样的事情中恢复过来吗？我疯了吗？我注定要受到这样的折磨吗？

10 年前，由于我处于深深的痛苦中，我觉得需要找到答案。后来我才认识到，应对悲痛并不是要找到答案，而是要学会带着问题生活下去。这些问题大到无法视而不见，重要到不可能忽略，复杂到难以给出简洁的回答。最终，这些问题把我从一个安于现状的人变成了探索者、冒险家，从一个仅仅是活着的人，变成了一个每一刻都度过真正的生活的人。

2007 年 7 月 29 日，我坐在童年时的老家的码头上，脚在湖水中晃来晃去，这个湖泊，正是这本书封面灵感的来源。这是我们童年的家，母亲在这里生下了我和凯勒，把我们平安养大。正是在这里，凯勒教我在平静的湖面上用石头打水漂、爬上北方松、骑自行车、赤脚滑水、游泳、潜水、画画、从头盔分辨出美国橄榄球大联盟里的每一支队伍、用积木搭成快艇、抛橄榄球、在水下屏住呼吸，构造梦想。去年夏天，正是在这里，我和母亲，以及凯勒几位最亲密的朋友，把他的骨灰撒在湖水中。这个湖的名字叫安眠湖。

这是一个很适合写作的地方，因为能看到鹰。我几乎一直都会看到鹰。当我和凯勒还不到 10 岁时，一起在湖边玩，总会问出很多天真的假设性问题。有一次我问对方：如果你可以变成人类以外的一种动物，你想变成什么？凯勒不假思索地回答：我要当一只鹰。

今晚，我已经在这里坐了两个多小时，我渴望看到一只鹰俯冲下来，划出一道漂亮的曲线，我会感受到其中蕴含着喜悦安宁。我仰望天空，但我看不到一片云彩，看不到太阳，也看不到月亮。湖上正是日夜交替的时刻。我在悲伤的旅途中也正走在分界线上。

今晚，是他的 37 岁生日，他在天堂庆祝的第 10 个生日，我只需审视自己的内心。当然，我希望能看到一只鹰，但这已经不再是一种需要。他还在这里吗？我还能记住他吗？我还能生活下去吗？我已经明确地回答了这些以前无法回答的问题："是的。"

帕梅拉·D. 布莱尔（1999 年）

乔治去世 9 年了。我嫁给了一个好人。我成为一位心理治疗师，专门处理失去亲友和生活变故，尤其是死亡和离婚。我儿子伊恩正在上大学。他是个音乐家，还在星巴克咖啡店找了一份值班经理的兼职工作。我女儿艾米生了个漂亮的儿子，德里克，现在已经 8 岁了。他永远不会认识乔治了，除了他母亲告诉他的事情。她还记得那个男人无条件的爱、信任和幽默感。我不知道伊恩还记得什么。我猜他会记得和爸爸一起在扬基体育场接球，到爸爸工作的照相机商店去见他，全家去迪士尼乐园游玩。我呢？我还记得我们有苦有甜的短暂婚姻，他的拥抱，我们一起生下的孩子，维持生命的机器被关闭的那一天。从那天起，永远不会再有新的回忆。

我仍然会感受到失去他的痛苦。同时也会感受到这为我带来新的生活。每一次失去亲友的悲剧中，都隐藏着一种可能性，但它会一直保持隐藏状态，直到我们突然觉醒，就好像在刚洗过的床单角落里，终于发现那只丢失的袜子，你只需抖一抖床单，它就会掉出来。

突然失去亲友的悲剧，会把我们带到未知的、神秘的、陌生的旅途上，直达灵魂深处，我们感到心碎、崩溃，艰难地走过悲痛的沼泽，直至抵达另一端。这就是全部。我想要告诉你，一个人可以从这一片混乱中活下来、走出来，虽然死亡会使生命结束，但它永远不会使一段关系结束。

帕梅拉·D. 布莱尔（2007 年 7 月 29 日）

写本书最新版本的内容时，我想，如果我丈夫读到现在我每天仍然会怀念乔治一点点，不知会怎么想。如果我承认，我仍然会想起乔治的去世，会感到悲痛，他会不会觉得我背叛了我们之间的爱情？阅读这本书的很多人，也会想到同样的事情。但是，那些曾经失去配偶，后来再婚的人，肯定能够明白我的意思。乔治永远都是我和我的孩子们历史中的一部分。我丈夫史蒂夫明白，历史不可能被抹除。我们从中学到经验教训，获得成长，这就像一本教科书，我们时不时翻开它回忆过去的事情，再次沉浸在历史的力量中。

乔治去世后已经 17 年。我们的儿子伊恩，也已经长大离家，在佛蒙特州伯灵顿管理一家餐馆。我不禁想到，如果他的父亲能够看到伊恩如今的生活，会感到多么骄傲。当我想到，乔治会多么惦念他儿子的生活，我依然会有强烈的感情。他就在"那里"保佑着他，心里充满骄傲？是的，我相信是这样。

女儿艾米（乔治的继女），与她的儿子德里克住在附近。她还记得乔治是一个多么了不起的人，带给她无法从自己的父亲那里得到的东西——温暖的拥抱和鼓励的话语。我愿意想象，乔治的力量也围绕着她、保护着她。我和她经常一起回忆乔治，伊恩有时也会谈起对父亲的记忆。他卧室里挂着父亲的大幅照片，旁边有一篇装在镜框里的小短文，那是他在父亲去世前不久那个父亲节写的。他不想忘记。

我很感谢丈夫史蒂夫，他尽了最大努力填补了作为伊恩父亲的角色。这 24 年来，我一直很高兴能嫁给他，现在我们马上都要退休了。到了现在的年龄，死亡在我的朋友和家人中，已经变得越来越显而易见。我知道我会走过这样的时刻，变得更加强大。人们帮助和支持，包括亲爱的读者，你们，会在我坠落黑暗的时候拉住我，在我走向未知的未来的时候鼓励我。

《安慰之光》是我的第一本书，我很感谢合著者，从头到尾一直帮助我完成这本书。但这并不是"结束"。我已经写了另一本书《未来五十年》，而且还将继续写下去。然而，无论我写出了多少书，这本书在我心里始终占据特别的位置——乔治也是一样。

愿你在仿佛只有黑暗的地方看见光明，愿你在仿佛只有绝望的地方找到希望，愿你不再恐惧，只留下信心和豁然开朗，愿你在感到挫败的时候看到胜利，能够感觉到我们一起编织的安全网。最重要的是，即使死亡的阴影笼罩了你，你依然热爱生活。

20 年畅销经典作品

30 年灵性临终关怀真心体验

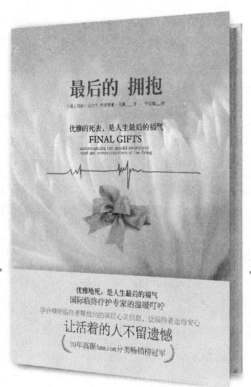

《最后的拥抱》

［美］玛姬·克拉兰 派翠西亚·克莉 / 著

学会倾听临终者释放的深层心灵信息
让临终者走得安心　让活着的人不留遗憾

了 解 和 爱 ， 终 将 成 就 一 切 ！